DÉFRICHEMENS

ET PARTICULIÈREMENT SUR CEUX

DE LA CAMPINE,

PAR

P.-J. MOREAU,

INGÉNIEUR-AGRONOME.

BRUXELLES,

CHEZ DECQ, LIBRAIRE,

RUE DE LA MADELEINE.

1848.

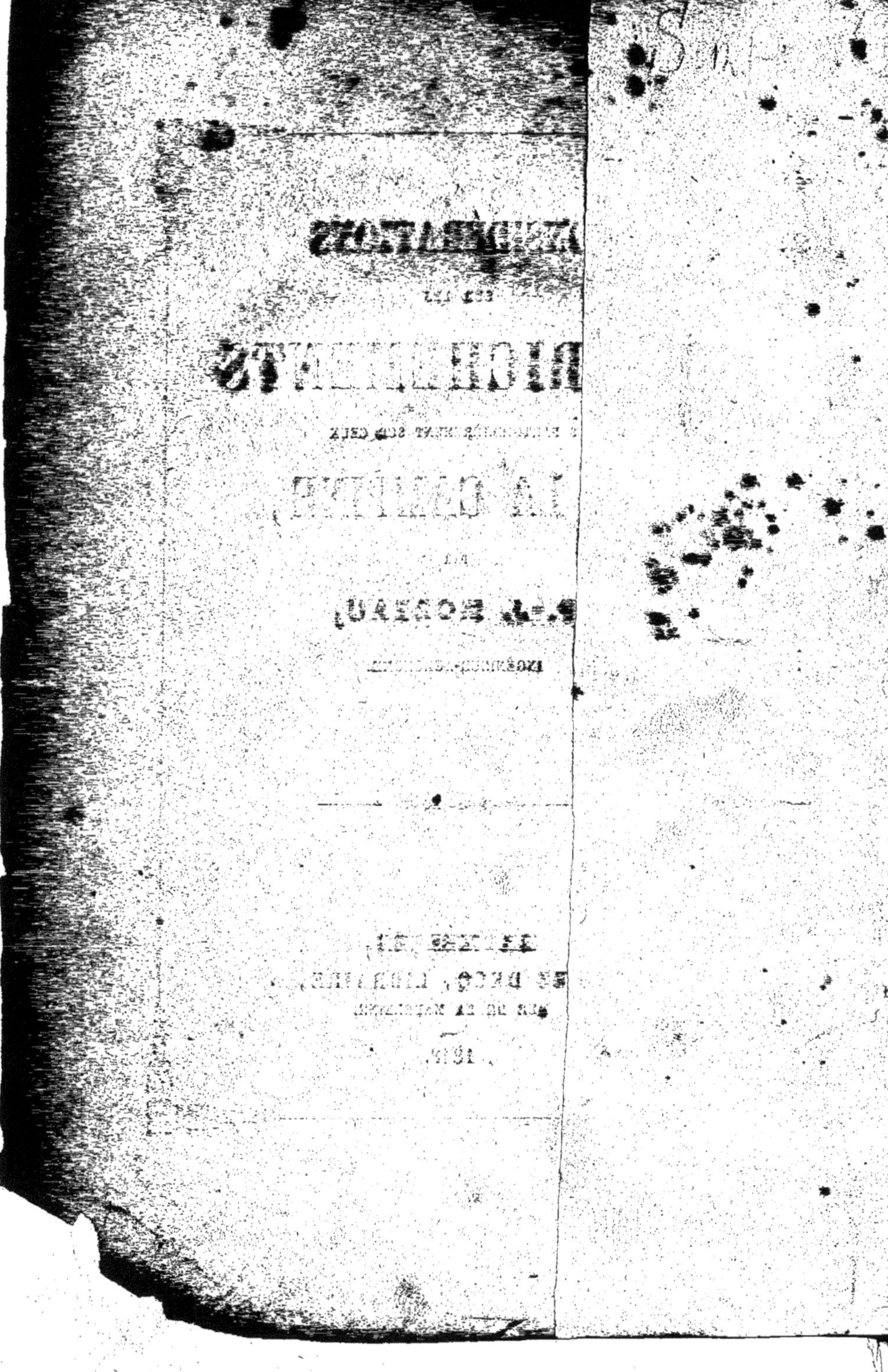

CONSIDÉRATIONS

SUR

LES DÉFRICHEMENTS

ET PARTICULIÈREMENT SUR CEUX

de la Campine.

LOUVAIN, IMPRIMERIE DE VANLINTHOUT ET VANDENZANDE.

CONSIDÉRATIONS

SUR

LES DÉFRICHEMENTS

ET PARTICULIÈREMENT SUR CEUX

DE LA CAMPINE;

Par P. J. Moreau,

INGÉNIEUR-AGRONOME.

L'union fait la force, donne la richesse et produit le bonheur.

—

La secte des impossibles ou impossibilistes a fait bien du tort au genre humain; je ne crois pas qu'il en existe de plus dangereuses; elle est à coup sûr la plus vicieuse du monde savant.

BRUXELLES,

CHEZ DECQ, LIBRAIRE,

RUE DE LA MADELEINE.

1848.

DÉDIÉ

AU PREMIER CONGRÈS AGRICOLE

DE BELGIQUE,

INSTITUÉ

Par M. Ch. ROGIER, Ministre de l'Intérieur.

AVANT-PROPOS.

En publiant ce travail je n'ai pas voulu faire un Traité de défrichement, mais seulement attirer l'attention sur un système qui permettrait de livrer immédiatement à l'activité nationale nos terrains incultes, en appelant tous les capitaux à concourir à cette belle œuvre éminemment patriotique et sociale.

Les travaux dirigés d'après les vues exposées dans cet écrit deviendraient un élément d'ordre et de garantie mutuelle ; ils pourraient rallier à la même cause toutes les fortunes et faire servir le défrichement de placement de fonds très-avantageux, sans pour cela immobiliser les capitaux. Ils pourraient également devenir une caisse d'épargne ou de prévoyance pour les enfants ; et c'est ainsi que, si des pères de famille consacraient dans cette entreprise une partie de leur superflu, leurs enfants trouveraient là un riche héritage.

On conçoit combien une institution semblable aurait d'influence sur les prolétaires actuels, qui, pour une modique somme de 100 à 200 francs, payable en plusieurs termes, pourraient devenir propriétaires. Et non-seulement cette nouvelle position les rendraient de fermes soutiens de la Société, mais ils seraient encore attachés à la conservation du Gouvernement actuel, qui serait le gérant et le conservateur de leur propriété.

Le projet de défrichement que je propose concilie tous les intérêts du pays, et il peut, dans une certaine mesure, remédier à la plaie du paupérisme, en permettant de donner de l'occupation à un grand nombre d'ouvriers, de former de nouveaux centres de population, qui augmenteraient bientôt la somme des denrées alimentaires de consommation intérieure et d'exportation.

En étudiant les lois qui doivent présider au dispositif des plantations, des terres arables et des prairies, j'ai été nécessairement amené à examiner les travaux d'irrigation exécutés par les ingénieurs de l'État, et partant à les discuter au point de vue de mon travail.

Le rapport sur ces travaux, inséré dans le Moniteur du 3 août, contenant quelques erreurs agricoles, j'ai cru devoir les relever dans l'intérêt de la cause que je défends.

J'ose compter que l'on ne verra dans mes observations que le vif désir d'un cœur vraiment belge d'apporter sa part de concours pour la réalisation des projets sociaux, qui doivent sauver notre pays de l'action dévorante du hideux paupérisme et du sauvage communisme qui en est la conséquence.

Louvain, Septembre 1848.

CONSIDÉRATIONS

SUR LE

DÉFRICHEMENT DE LA CAMPINE.

Préliminaires.

I.

Le défrichement de la Campine et des Ardennes est plus que jamais à l'ordre du jour.

C'est une avalanche d'articles de journaux, de mémoires, d'opuscules, de projets. Tous les systèmes sont préconisés tour-à-tour.

Les uns crient irrigation, prairies.

Les autres population, colonies agricoles, dépôts de mendicité, fermes modèles, etc.

Ceux-ci ne voient de salut que dans les petites fermes, que dans le morcellement; à leurs yeux le défrichement n'est possible qu'en miniature; sa marche doit être insensible, disent-ils, et il est inutile que le Gouvernement intervienne; les populations actuelles de la Campine se chargeront bien du défrichement, elles joindront à leurs champs quelques ares de terre tous les dix ans, et de cette manière la Campine sera *à la fin* cultivée.

1

Ceux-là embrassent les choses sous un plus grand point de vue : ils coordonnent tous les systèmes, et veulent que le défrichement soit organisé ; qu'il se fasse d'après des plans d'ensemble ; qu'une grande loi scientifique serve de base à toutes les opérations ; que ni prairies, ni terres arables, ni plantations, ni fermes, ni colonies ne soient établies sans études préalables.

Je me range dans cette catégorie.

A mon avis, le défrichement ne peut être abandonné au caprice des individus ; il faut qu'une main régulatrice se fasse sentir partout, autrement il y aurait désordre et incohérence.

Mais, dira-t-on, la majeure partie de la Campine, embrassant les deux Flandres, les provinces d'Anvers et du Limbourg, est convenablement cultivée, et cependant chacun a fait isolément et à sa guise les travaux de défrichement et de culture.

Effectivement, cela a eu lieu généralement ainsi, j'en conviens, mais on voudra bien m'accorder que tous ces chemins tortueux, allant par monts et par vaux, se dirigeant d'abord à droite pour reprendre ensuite à gauche, tantôt très larges ou très étroits, tantôt sur un sable fin et mobile ou sur un fond marécageux ; que ces ruisseaux faisant mille détours ; que ces fossés se multipliant à l'infini et se croisant dans tous les sens pour n'avoir en résumé aucun débouché ; que toutes ces parcelles de terre prenant toutes les figures et toutes les dimensions, circonscrites par des lignes, tantôt droites, tantôt courbes, tantôt brisées, formant des coins et recoins, et bordées d'arbres et de haies ne sont pas le superlatif d'une bonne organisation agricole.

Tandis que des chemins tracés d'après les règles de l'art ; que des ruisseaux d'un cours régulier et réglé ; que des fossés d'une ouverture en rapport avec le volume des eaux qu'ils doivent recevoir, et ayant pour direction la ligne la plus courte ou la plus en rapport avec la configuration du sol; que la terre divisée d'après les mouvements du terrain, d'après la nature du sol, en parcelles grandes et rectangulaires, formeraient un ensemble beaucoup plus satisfaisant sous tous les rapports.

En outre, si l'on réfléchit sur la nécessité d'avoir des habitations, des fermes, construites d'après les principes de l'hygiène et de l'économie rurale, on comprendra que leurs emplacements doivent être déterminés et que les plans de leur distribution intérieure doivent être, jusqu'à un certain point, prescrits.

Je conçois que les partisans de *la liberté absolue* ne partageront pas mes vues; ils verront peut-être là une atteinte aux droits de l'homme et de la propriété; ils trouveront que le Gouvernement dépasserait sa mission s'il intervenait dans l'agriculture autrement que par des subsides, des expositions et des écoles.

Ce n'est pas ici le lieu de discuter ce qu'il appartient au Gouvernement de faire pour l'économie rurale, et jusqu'où peut s'étendre son intervention sous ce rapport. Observons seulement que la liberté absolue ne saurait exister et n'existe réellement dans aucun ordre de relations. Un bon Gouvernement doit faire la part de l'action individuelle et de l'action sociale. Dans une société bien ordonnée les individus ne sauraient avoir des droits qui soient contraires à l'intérêt général.

Le Gouvernement ne doit pas tout faire; ce serait absorber l'individu et faire de l'absolutisme; sa mission est d'instruire, de renseigner les particuliers sur leurs véritables intérêts; en un mot d'employer des moyens d'une *forte persuasion* pour les faire sortir d'une voie routinière, dans laquelle ils continuent souvent à marcher faute de connaissances suffisantes pour en sortir.

Au surplus, l'ordre avant la liberté ;

L'intérêt général avant l'intérêt du petit nombre.

Sans ordre pas de liberté ;

Pas d'ordre sans liberté ;

Ces choses sont corrélatives.

Voici comment j'entendais ce pouvoir dans une autre circonstance, où les intérêts du pays étaient engagés.

« L'importance des pâturages et des prairies à faucher annexés aux exploitations rurales est suffisamment démontrée par les observations ci-dessus ; il est également prouvé qu'il importe qu'ils soient établis dans les vallées arrosées par des rivières, tant sous le rapport économique, que sous celui de leur fécondité ; qu'ainsi il faut dans l'intérêt d'une bonne industrie agricole empêcher le défrichement des prairies ainsi placées. Mais un autre motif, d'un ordre non moins élevé, exige que l'on conserve en prairie une grande partie de la surface du pays ; il se consomme en Belgique une énorme quantité de foin pour les chevaux de l'agriculture, de l'industrie, du luxe, de l'armée, et tellement qu'il faut quelquefois en chercher en Hollande ; il faut aussi pour le bétail du regain. On objectera peut-être que l'on peut nourrir les chevaux, les bestiaux, sans foin et sans regain ; effectivement, cela peut se faire jusqu'à un certain point, mais il est prouvé par des expériences nombreuses, irrécusables, qu'il est nécessaire, tant sous le rapport économique, que sous le rapport hygiénique, de faire entrer le foin, le regain, dans la ration des chevaux, des vaches et des bœufs. Puis, il est d'une bonne politique et d'une sage prévoyance de favoriser en Belgique la reproduction et l'amélioration de la race bovine, puisque la consommation de la viande y augmente tous les jours, et atteint à des prix exorbitants. Nous avons du reste vu dans la dernière guerre de tarifs avec la Hollande combien sont vives les plaintes et les réclamations de la population, lorsque les bestiaux de ce pays ne peuvent alimenter nos boucheries ; et cependant cet état de choses peut se présenter souvent et le mal devenir plus grand que celui que nous avons vu. Pour se soustraire à une situation semblable il importe donc, par la conservation des pâturages, de pousser les populations agricoles vers l'élève et l'engraissement du bétail; de les instruire sur leurs véritables intérêts, toujours liés à ceux du pays entier. C'est au Gouvernement qu'appartient cette mission, et pour y arriver, il doit employer tous les moyens légaux qui sont en son pouvoir, et il en a beaucoup; *sans s'immiscer dans les pratiques agricoles, il peut, en adoptant certaines mesures ou en refusant d'autres qui seraient réclamées, faire en sorte que pour les propriétaires et les cultivateurs la culture et l'exploitation de tel ou tel produit, soit plus lucrative et plus facile que tel autre* [1]. »

J'admets donc qu'en des circonstances semblables à celles indiquées, le Gouvernement peut interdire ou exiger dans telle ou telle contrée la culture de tel ou tel produit si la nécessité publique l'exigeait, tout en accordant, bien entendu, une compensation si le propriétaire ou le cultivateur était lésé. Cette observation s'applique, du reste, plus particulièrement aux boisements.

Quoi qu'il en soit de ces questions plus ou moins légales, on ne peut assimiler la Campine, pays nu et désert, à une contrée déjà habitée et mise en culture.

Dans la Campine tout est à faire, et, comme je l'ai déjà dit, on peut introduire dans cette contrée un magnifique système agricole; là aucun obstacle ne s'oppose à la création d'une culture grande et rationnelle : abris, clôtures, chemins, fossés, écoulement des eaux, irrigations, division du sol, tout, en un mot, peut s'établir sur une base scientifique et industrielle [2].

[1] *Sur l'Endiguement du Demer et de la Dyle*, brochure in-8°, chez Decq, à Bruxelles.

[2] *Mémoire sur l'emploi du charbon de terre maigre et sulfureux à*

Pour le défrichement des terrains incultes il faut donc se diriger d'après un plan unitaire ; et, comme là tout est à créer, on a bien plus de certitude de réussite en suivant les données scientifiques que les coutumes plus ou moins routinières.

II.

Pour former ce plan directeur des travaux, il faut nécessairement qu'il soit le résultat de recherches et d'études certaines, embrassant le défrichement dans tout son ensemble et dans tous ses détails.

J'avais déjà exposé quelques idées à ce sujet dans un mémoire remis en juin 1845 à M^r le Ministre des travaux publics ; je crois qu'il ne sera pas inopportun d'indiquer de quelle manière j'entendais cette grande mesure d'intérêt public.

Je disais que, préalablement à toute opération de défrichement dans la Campine, il faut qu'il soit dressé des cartes topographiques, hydrographiques, orographiques et géologiques de ce pays.

La carte topographique est nécessaire pour connaître toutes les communications du pays, les centres de population, les terres déjà cultivées, celles arides, celles marécageuses, les marais, les étangs, les cours d'eau, etc. En complétant les plans cadastraux, on aura cette carte.

La carte hydrographique donnera les dimensions des cours d'eau, leur chute ou le plan incliné de leur écoulement, la quantité d'eau qu'ils fournissent, la nature, la composition et les propriétés de ces eaux.

La carte orographique fera connaître exactement le relief du terrain, c'est-à-dire les différentes côtes de ses hauteurs

l'amendement du sol. Voyez aussi 3ᵉ livraison du *Journal d'agriculture pratique de Belgique,* etc. publié par M. Ch. Morren.

rapportées au même plan de comparaison que celui de la carte hydrographique. On aura encore par là un renseignement de la plus grande importance, c'est-à-dire la distance du sol au bassin d'eau.

Enfin la carte géologique indiquera la nature et la hauteur des différentes couches du sol, du sous-sol et du sol inerte.

Des cartes semblables, complètes, exactes et bien dessinées constituent certainement un assez grand travail et qui ferait reculer des personnes peu courageuses; mais il y a moyen de le diviser; on peut partager le pays en zones, étudier ces zones séparément, et, après l'achèvement des études de la première, passer à la seconde et ainsi de suite; puis arriver enfin à l'exploitation.

Il est impossible d'opérer le défrichement avec régularité et certitude si l'on ne possède pas les renseignements que ces cartes doivent fournir; en effet, par la carte topographique on se rendra aisément compte des frais et des moyens de transport, soit des produits de culture, soit des engrais; on déterminera les parties des bruyères les plus à proximité des lieux habités, des chemins et des rivières, et partant celles qui offriront le plus d'avantages; enfin cette carte sera la statistique des opérations.

Par les cartes hydrographique et orographique, on connaîtra la disposition des cours des rivières et ruisseaux, leurs chutes et leurs moyens d'écoulement, et ces renseignements, combinés avec le relief du terrain, donneront, de la manière la plus positive, les moyens de connaître les localités où l'on pourra faire des irrigations et opérer le desséchement des terres marécageuses et des marais. Cette carte fera encore connaître la marche des inondations et les moyens d'y remédier ou d'en profiter pour l'amélioration du sol.

La carte géologique donnera la nature du sol, sa composition chimique, ses propriétés physiques, sa richesse en substances organiques et azotées, en substances salines et minérales solubles, assimilables par les plantes, et de là la possibilité de le mettre en culture avec tel ou tel engrais ou amendement, d'y cultiver des céréales ou des plantes légumineuses ou fourragères, d'y faire des plantations de telle ou telle essence d'arbres; on pourra s'assurer quelles sont les parties de terrain qui seront mises en culture de la manière la plus économique; celles qui devront être cultivées par les moyens ordinaires, celles qui pourront être mises en culture immédiatement, celles qui devront subir des défoncements ou le mélange du sol ou du sous-sol, celles qui pourront être rendues productives par le seul secours des irrigations, enfin celles qui exigeront tel ou tel assolement.

La connaissance de la nature du sol est une chose de la plus grande importance en agriculture, et il serait peut-être nécessaire que de nombreuses analyses et recherches fussent faites pour connaître la composition exacte de la terre végétale et du sous-sol de tous les sols différents de la Belgique. Il ne faut pas attacher à ces observations sur l'analyse chimique du sol un sens trop rigoureux, car il arrivera souvent qu'une simple lévigation suffira pour avoir une connaissance assez parfaite de la terre végétale et du sous-sol des terrains étudiés. Il est important surtout de pouvoir apprécier la quantité de principes calcaires qui y sont contenus, ainsi que des sels alcalins et des substances organiques. Ces analyses pourraient servir à classer les terres dans les localités où le classement cadastral est établi seulement sur la nature du sol, et où aucune cause étrangère ne vient influer sur ce classement. Il serait donc convenable que les grands propriétaires, ou même l'Etat, fissent faire ces opérations, car alors le cultivateur pourrait avec certitude et succès faire croître sur ses terres les plantes qui y conviennent, répandre les amendements et les engrais les plus favorables et enfin connaître le genre d'assolement le plus en harmonie avec la composition du sol.

On objectera que l'on arrive aussi sûrement à ce résultat par l'expérience : j'en conviens en partie, mais cette voie est plus longue et plus coûteuse; l'on n'y a recours que dans les localités où l'agriculture est avancée et où l'intelligence du cultivateur est développée. Mais toute la Belgique se trouve-t-elle dans ces circonstances favorables? Il est permis de répondre négativement, et d'avancer que la moitié au moins des terres mises en culture ne produisent pas tout ce qu'on peut en espérer, et qu'il y a perte manifeste résultant, soit de l'ignorance, soit de la routine, soit de l'entêtement de la plupart de nos cultivateurs.

C'est par des recherches sur la nature du sol, ses propriétés physiques, sa composition chimique, qu'il faut procéder au défrichement de la Campine, soit qu'il s'agisse de mettre les terres en culture, soit qu'il s'agisse de les boiser, car par ces recherches on connaîtra, sans crainte de se tromper, les moyens mécaniques et chimiques qui pourront améliorer le sol et le rendre propre à la culture des produits à récolter. Ainsi, les sols fertiles se composent généralement d'au moins dix substances différentes, mélangées dans des proportions diverses; si l'une de ces substances manque, la terre ne sera pas pour cela stérile, mais ne sera cependant pas propre à produire certains végétaux; si plusieurs de ces substances ne se trouvent pas dans le sol, il est certain que la végétation languira et que tous les procédés mécaniques n'aboutiraient à rien. Si, au contraire, certaines substances s'y trouvent en trop forte proportion, le sol sera encore stérile; mais en employant des moyens physiques et chimiques bien combinés, on le rendra très-productif pour les plantes qui absorbent une grande quantité de ces substances.

J'ai dit que par ces recherches on déterminait encore la quantité et l'espèce des matières solubles contenues dans le sol, qui servent à l'alimentation des plantes, et qui sont directement assimilables par l'organisme végétal; or, comme il

résulte d'analyses chimiques, que certaines plantes absorbent
une grande quantité de ces substances, tandis que d'autres
n'en absorbent que fort peu, l'on saura donc d'après cela
quelles sont les plantes qu'il faut cultiver dans les différents
sols pour les voir prospérer; et comme l'on sait encore, par
ces analyses, quelles sont les substances que l'on retrouve en
abondance dans les tissus des différents végétaux, substances
qui leur sont inhérentes et indispensables, on saura quasi
apprécier le degré de développement que les végétaux acquerront dans les sols où on les aura plantés.

Qu'on ne croie pas que la Campine soit partout de la même
composition, et que l'on peut partout y faire croître les mêmes plantes; car on tomberait dans une grave erreur: pour se
convaincre de ce fait, il ne faut que lire les brochures qui ont
été publiées sur le défrichement, examiner les systèmes proposés pour arriver à un résultat.

Presque tous les défricheurs demandent des routes, des
canaux pour le transport des engrais et des amendements;
l'on sait fort bien qu'avec des amendements, des engrais, des
fumiers, on pourra cultiver la Campine; mais l'engrais, d'où
veut-on le tirer? des provinces peuplées, sans doute; en effet,
c'est là qu'il se trouve; mais aussi c'est précisément là qu'il
est nécessaire pour la production des céréales, des plantes
légumineuses, des plantes fourragères, des plantes et arbustes
d'agrément et des arbres fruitiers. Si l'on adoptait toutes ces
idées de défrichement, nos terres fertiles seraient abandon-
nées pour aller recueillir quelques maigres produits dans la
Campine, à renfort de travail et de dépenses; c'est pour cela
qu'il faut procéder méthodiquement et tâcher de fertiliser ce
pays sans nuire aux terres déjà fertiles, c'est-à-dire sans leur
retirer les engrais dont elles ont si grand besoin pour continuer à produire les récoltes qu'on leur demande.

En admettant que l'engrais soit moins rare et moins cher,
sur quelle base s'appuiera-t-on pour le distribuer, et surtout

à quel engrais, à quel amendement accordera-t-on la préférence ? Connaîtra-t-on les localités qui demandent une espèce plutôt qu'une autre, si l'on n'a pas fait tout d'abord une étude particulière du sol ? On fera des essais, dira-t-on. Je conviens que c'est possible ; mais des essais de ce genre sont très-longs et très-coûteux, et, s'il fallait avoir recours partout à des tâtonnements, nous ne verrions pas de sitôt la Campine cultivée.

Quand on a parcouru quelque peu cette Campine dont on parle tant et que si peu de personnes connaissent, on est effrayé de la quantité de procédés employés par les cultivateurs pour la culture et la fumure de leurs terres, et ces procédés varient presque d'une terre à l'autre sans que ces cultivateurs puissent se rendre un compte exact des motifs qui militent en faveur d'un système plutôt que d'un autre. Cependant si vous interrogez ces cultivateurs, ils vous répondront qu'ils n'ont pas réussi en procédant comme leurs voisins, et que forcément ils ont eu recours à d'autres moyens. Les cultivateurs ordinaires ne savent pas en général pourquoi telles ou telles substances sont spécialement nécessaires pour la fumure de leurs terres ; il n'y a que les agriculteurs instruits qui puissent en expliquer les effets, car toutes ces matières agissent, les unes par leur composition chimique, les autres par leurs propriétés physiques : leur forme, leur porosité, leur affinité pour l'humidité atmosphérique, lesquelles propriétés sont en corrélation avec la nature du sol.

Pour le défrichement de la Campine, il faut que la science nous éclaire et nous trace la marche que nous devons adopter ; ce n'est que par son aide que nous pourrons nous diriger avec certitude dans la voie qu'il faut suivre pour parvenir à résoudre cette grande question : c'est d'après les données fournies par les analyses que nous pourrons répandre sur le sol la chaux, la soude, la potasse, l'ammoniaque et autres substances d'un transport facile et qui sont

indispensables pour l'amélioration des sols arides et marécageux.

Par l'analyse des eaux des rivières et ruisseaux, on connaîtra les substances qu'elles tiennent en solution, et l'on
s'assurera ainsi si, par leur seul secours, il y aurait moyen
de fertiliser les terres. Cela m'amène à parler des irrigations
qu'il serait si facile de faire dans certaines localités [1].

Je pense que l'irrigation est le moyen le plus efficace pour
défricher la Campine, là où elle est possible, sans de trop
grandes dépenses; par les irrigations on donne au sable plus
de consistance, les racines des plantes y trouvent l'humidité
qui leur est indispensable, soit pour former la sève avec les
substances solubles, soit pour satisfaire à la transpiration des
feuilles; elles y trouvent encore les principaux agents de
l'alimentation amenés par les eaux des rivières et ruisseaux,
lesquelles tiennent en solution, comme on sait, des sels
alcalins et calcaires, de la silice et des matières organiques
en décomposition.

Par les irrigations et sans le secours d'aucun engrais, l'on
peut faire croître sur des terrains jadis arides du sainfoin,
de la luzerne, des trèfles, du sarrasin et autres végétaux à
verdures abondantes que l'on enfouit ensuite dans le sol à
l'époque de la floraison pour être couvertis en engrais,
alors qu'ils contiennent la plus grande quantité de matières
azotées.

Lorsque ces plantes sont enfouies on les couvre d'eau pendant quelque temps par les irrigations, afin qu'elles se pu-
tréfient et que les substances solubles ne puissent s'échapper
par l'évaporation. Le sol ainsi préparé peut donner une bonne
récolte, et, en répétant cette manœuvre, il devient fertile.
C'est à peu près de cette manière que se pratique la mise

---

[1] Ceci était écrit en 1845 avant que des prairies irriguées fussent établies.

des terres en jachère, hormis l'irrigation : lorsque ces terres sont pauvres en substances minérales et organiques solubles, et que les engrais sont rares, on y fait croître des végétaux verts qui puisent dans l'atmosphère leurs substances nutritives, et qui laissent, pour me servir d'une expression consacrée, reposer le sol ; puis, on enfouit ces végétaux un peu avant l'époque d'ensemencement des céréales. On fait plusieurs enfouissements suivant la rotation établie.

La spergule, qui croît si facilement dans les sols sablonneux, est une ressource très-précieuse pour les défrichements ; et le genêt semé sur les sols fraîchement défrichés est une excellente préparation pour toute espèce de culture, soit enfoui en vert, soit même récolté pour être donné en litière ou en fourrage.

On voit combien il serait facile et peu coûteux de mettre en culture les terrains arides susceptibles d'être irrigués, mais malheureusement ils ne se trouvent pas tous dans ces conditions favorables, tant s'en faut, car la plupart sont situés sur des éminences où il est impossible de conduire l'eau : ils sont pendant l'été d'une sécheresse extraordinaire, alors aucune plante n'y peut exister. Le seul moyen d'y porter remède serait d'y faire des plantations d'arbres et d'arbrisseaux qui, en opposant une barrière à l'ardeur du soleil, empêcheraient l'évaporation et maintiendraient une certaine humidité dans la terre.

Les irrigations sont non-seulement utiles pour fertiliser des terrains arides, mais encore favorables aux terres marécageuses et tourbeuses, lesquelles contiennent des substances nuisibles à la végétation. Les irrigations forment sur ces terres des espèces de lavages qui entraînent toutes ces matières défavorables, et placent ainsi les plantes dans un milieu où elles ressentent les influences bienfaisantes des phénomèmes atmosphériques.

Quoi qu'il en soit de tous les moyens proposés pour arriver

au défrichement de la Campine, je pense qu'il faut d'abord commencer par y faire des plantations d'arbres, avant toute autre culture en grand ; le sol est en beaucoup d'endroits ou trop aride, ou trop léger, ou trop marécageux pour pouvoir lui faire produire avec avantage des céréales, des plantes fourragères et légumineuses. Les influences des bois sont très-grandes sur le sol et le climat, l'on peut maintenant les apprécier avec certitude dans les pays où l'on a eu l'imprudence de faire des défrichements considérables de forêts. Partout l'on signale les dangers des déboisements et l'on cherche les moyens d'y mettre obstacle. La Belgique se trouve déjà sensiblement déboisée, et, pour peu que les déboisements continuent, les quelques forêts qui couvrent encore son sol disparaîtront pour être transformés en terres arables. Il se présente un moyen de maintenir sur notre sol des étendues de bois en quantité suffisante pour la consommation et pour la salubrité du pays, c'est de boiser tous les terrains de la Campine et des Ardennes qui ne sont pas de première qualité et qui exigeront de trop grandes dépenses pour être transformés en terres arables et en prairies.

Avant de terminer, je dois dire encore quelques mots sur les opérations qui sont, à mon avis, la base de tout défrichement, c'est-à-dire l'étude du sol et du pays par la confection des cartes topographiques, orographiques, hydrographiques et géologiques. Ces cartes seront nécessairement accompagnées de notes ou mémoires très-détaillés. Il sera permis avec ces renseignements d'étudier le défrichement dans son ensemble et dans ses détails, c'est-à-dire que, même sans sortir du cabinet, on embrassera tout le travail, on saura quelles sont les parties où le sol, toujours sablonneux, repose ou sur un banc d'argile, ou sur un banc de tuf, ou sur un banc de gravier, et si ces bancs sont meubles ou imperméables, ou peuvent servir à l'amendement du sol ; enfin on connaîtra les parties susceptibles ou non d'être irriguées ou desséchées.

De là on arrivera sans aucun doute à la connaissance exacte des travaux de terrassement, de charpente, de maçonnerie qu'il faudrait exécuter pour améliorer ou modifier les différents sols, pour faire les rigoles d'irrigation et celles d'écoulement pour les eaux des marais, et en résumé à tous les moyens, soit physiques, soit chimiques, qui rendront le sol propre à la production des arbres, des plantes utiles et nutritives.

Au moyen de tous ces documents on pourra commencer par choisir les parties de la Campine où le défrichement sera le plus facile et le moins coûteux; par leur secours on connaîtra les difficultés en présence desquelles on se trouvera, et l'on ne marchera pas en aveugle.

Je conclus donc que le travail que j'indique est indispensable et qu'il faut de toute nécessité qu'il soit fait pour compléter les archives du département de l'intérieur, qu'il y soit déposé non comme objet de curiosité, mais pour être consulté par les personnes qui voudraient entreprendre des défrichements, pour les guider et les diriger dans leurs travaux. Je puis entrevoir que si ce travail était terminé on verrait bientôt surgir, soit des sociétés, soit des capitalistes, qui transformeraient la Campine, ce pays aride et désert, en de beaux villages, entourés de jardins, de prairies, de terres arables, de bois, où le bonheur et l'aisance seraient le fruit du travail.

Pour arriver à un aussi beau résultat, *pour réaliser cette quasiutopie*, il ne faut pourtant que mettre à l'œuvre quelques hommes ardents et zélés et qui considèrent leur travail comme un moyen de bien mériter du pays. Toutes les personnes qui auront coopéré à cette œuvre, auront certainement droit à la reconnaissance de leurs concitoyens, et celui qui aura ordonné et rendu possible la réalisation de ce travail pourra être surnommé avec raison le bienfaiteur de la Campine [1].

Je ne sais si ces idées ont été prises en considération, et si je dois leur attribuer une part dans la bonne mesure qu'a prise M. le Ministre de l'Intérieur en faisant dresser la carte géologique de la Campine par M. Dumont; toujours est-il que des études géologiques sont commencées et, quoi-qu'elles ne soient pas dirigées spécialement au point de vue agricole, elles seront néanmoins très précieuses.

Il est cependant à regretter qu'on n'ait pas embrassé dans leur ensemble les recherches et les études dont il s'agit; elles eussent été très utiles pour pousser les capitaux vers les défrichements, en ce sens qu'elles eussent fait connaître la Campine et détruit ainsi bien des erreurs et bien des préjugés.

En outre, par le corps de documents qu'on aurait formé, les opérations seraient devenues plus certaines, les travaux plus réguliers et mieux combinés. Il eût en un mot amené la confiance.

Si l'on pouvait atteindre ce résultat, le défrichement de la Campine serait bientôt opéré; mais nous sommes encore loin de là.

En général, ces travaux inspirent une grande frayeur, et il faut avoir l'esprit vraiment entreprenant pour se hasar-der dans des entreprises qui ont fait déjà la ruine de bien des personnes.

III.

Il est facile d'expliquer les causes des revers essuyés par quelques défricheurs; mais un fait emporte avec lui plus

---

[1] *Aperçus théoriques et pratiques sur la plantation des routes, chemins de fer et canaux.*

Ce projet d'études a été également adressé à M. le Ministre de l'In-térieur en 1845, et inséré au Moniteur en juin 1846.

de certitude que le raisonnement, et dès lors on ne parvient pas à convaincre ceux qui croient que l'expérience a parlé.

Ce ne sont, du reste, pas ces pessimistes qui font le plus de mal à la cause du défrichement des bruyères; des amis de la cause, qui préconisent ces entreprises, lui sont quelquefois bien plus dangereux : c'est ainsi que nous avons entendu de ces derniers avancer des choses manifestement erronnées, émettre des idées paradoxales, des hérésies agricoles.

A propos du projet d'études dont il est question plus haut, un ingénieur me disait en juin 1846 : « Oh! moi, je n'ai pas besoin de connaître le terrain; je fais des prairies partout. »

Ce n'est pas trop préjuger du bon sens de cet ingénieur que d'oser dire que maintenant il doit être revenu de cette erreur. Il doit être convaincu actuellement que la situation et la nature du sol ne sont pas choses indifférentes; la preuve est du reste à Neerpelt sur les terrains irrigués, où la végétation indique si le sol a été remblayé, ou déblayé, ou labouré.

On disait aussi que l'eau du canal seule suffisait pour transformer les arides bruyères en verdoyantes prairies. Cette assertion n'a rencontré que des incrédules, et elle a éloigné les personnes d'une foi moins robuste; car le soupçon s'est fait jour dans les esprits réfléchis par suite de cette hyperbole.

Aujourd'hui, du reste, il est prouvé que ces idées praticoles si absolues péchaient par un enthousiasme trop aquatique.

Elles ont provoqué la critique suivante, due à un grand propriétaire d'Anvers et insérée dans le *Commerce d'Anvers*, le 30 décembre 1846 :

« *L'eau fait de l'herbe!* » Tout est possible, mais jusqu'à preuve *réelle*, on me permettra de n'en rien croire.

« En voici le motif : J'ai depuis bien des années recherché avec avidité et étudié sans relâche tout ce que les plus savants agronomes et les chimistes les plus distingués de l'Allemagne, de la France et de l'Angleterre ont écrit sur la physiologie végétale ; j'ai passé 25 années de ma vie à la recherche des moyens les plus sûrs et les plus économiques, de faire venir de l'herbe, *propre à se convertir en sang, chair, os et muscles* ; j'ai même si bien réussi que j'ose défier mes prédécesseurs d'avoir mieux fait que je n'ai fait, les preuves en sont à voir tous les jours pour ceux qui veulent s'en donner la peine. Eh bien ! j'avoue à ma honte, à ma très-grande honte, que nulle part je n'ai trouvé, ni dans mes auteurs ni dans mes expériences, que *l'eau claire*, qui ne tient en dissolution aucun limon, aucun sédiment vaseux, ni aucune autre substance semblable, puisse engendrer *cette espèce* d'herbe ; tout ce que je sais, c'est que si un sol, riche d'ailleurs en humus, favorablement disposé et contenant les genres des graminées qui constituent les prairies, contenant du reste les principes indispensables pour le développement de ces herbages, que si pareil sol, lors d'une grande et longue sécheresse était en souffrance faute d'arrosement, une irrigation de l'eau des canaux lui serait très-favorable ; mais est-ce à dire que cette eau, qui, combinée avec tout ce que je viens de nommer, est un auxiliaire utile pour empêcher que l'herbe ne soit torrifiée par des circonstances extraordinaires, soit en même temps une sorte de spécifique contenant le germe de la chose même, qu'elle ne sert qu'à préserver de la trop grande ardeur du soleil ? Mais comment se fait-il donc, m'objectera-t-on, que les bruyères préparées à Overpelt et Neerpelt par les soins de M. l'ingénieur Kummer, à *recevoir l'irrigation* du canal, se soient vendues à raison de 400 fr. l'hectare, tandis que celles non soumises à l'irrigation ne se sont vendues qu'à raison de 70 fr.? Il me serait difficile de résoudre cette question, attendu que, malgré mon vif désir de pouvoir juger de la chose sur les lieux mêmes, des circonstances indépendantes de ma volonté m'en ont empêché : par contre,

je me suis rendu aux bords du nouveau canal là où l'eau avait
déjà assez longtemps séjourné, pour pouvoir juger si son
contact produisait l'effet promis; j'ai remarqué que sur toute
la longueur que j'ai parcourue, pas le moindre brin d'herbe,
autre que de l'hérica, ne se montrait; j'ai examiné les bassins
des différentes écluses construits avec des gazons de bruyère;
là du moins, immédiatement au-dessus du niveau de l'eau,
ces gazons superposés auraient dû produire de la bonne herbe,
comme il arrive presque partout, lorsqu'une eau contenant
le moindre engrais vient les baigner; je n'ai rien pu décou-
vrir de semblable. Tout au long du canal et presqu'à fleur
d'eau, règne un petit sentier qui la cotoie dans toute sa longueur; parfois l'eau le couvre; tantôt elle s'en retire; là du
moins, j'aurais dû apercevoir, sinon de l'herbe, du moins un
dépôt de limon ou de vase, quelqu'exigu qu'il fût, je n'y ai
rien trouvé, absolument rien : par-ci par-là, on rencontre
de petits fossés qui servent de déversoirs, lorsque le canal
est trop rempli, les petits fossés forment des ruisseaux qui
serpentent à travers les bruyères de manière à former une
véritable irrigation accidentelle : là certainement il aurait
fallu voir quelque chose, si le principe est bon ; mais encore
une fois, je n'ai pas aperçu la moindre trace de gazon. Ne
pouvant trop concilier ce résultat de mes investigations, avec
les brillants succès qu'on prétend avoir obtenus à Neerpelt et
Overpelt, j'ai pris des informations près de quelques individus
qui connaissent cette contrée, et leur ai demandé, si réellement les bruyères, soumises à l'irrigation, s'étaient converties
spontanément en prairies; ils m'ont répondu qu'aucune végétation d'herbages ne s'y faisait voir, mais que sur l'*assurance
qu'ils y viendraient plus tard*, le taux de l'hectare a été au prix
que nous avons vu; si le rapport est exact, avouez qu'il faut
avoir une foi bien robuste dans cette promesse pour exposer
ainsi ses capitaux? S'il en est autrement, et si réellement il
se trouve de l'herbe sur ces terres, il ne s'en suit nullement

que ce soit l'eau *seule* qui l'aurait provoquée, car il y a mainte partie de bruyère basse, qui se couvre d'une *espèce de gazon*, qu'un visiteur vulgaire confondrait avec le véritable gazon des bonnes prairies, mais qui en diffère en ce qu'il n'est nullement propre à la nourriture du bétail, moins encore à se changer en lait, beurre ou fromage : en tout cas cela ne vaudrait pas davantage que l'hérica de nos bruyères, même moins : c'est en quoi on se trompe souvent; ceci m'étonnerait d'autant moins, que nous avons vu des propriétaires en France, non loin de Paris, essayer le système sur une grande échelle, et y sacrifier des sommes considérables, sans en obtenir d'autre résultat, que d'être forcés de remettre leurs prairies dans leur état primitif, attendu que l'herbe qui en provenait (car ce n'était point sur de la bruyère qu'on avait opéré) était refusée par le bétail. Le fait est arrivé à M. Caffin d'Orsigny, ainsi qu'à une autre personne des amis de M. Caffin d'Orsigny; il est rapporté en outre par M. Turrel dans son journal, *le Véritable assureur des récoltes*, mois d'août 1846, qui en a tiré la conséquence, que le système, très-avantageux dans les pays chauds, n'est pas praticable dans le nord de la France et à plus forte raison en Belgique. »

Je rapporte cet article non pas que j'en partage toutes les idées, au contraire, mais seulement pour montrer combien il est nécessaire d'être prudent dans les questions agricoles et combien il est dangereux pour la cause qu'on veut défendre de soulever par des exagérations des critiques comme celles ci-dessus, qui nécessairement jettent de la défaveur sur les entreprises de défrichement.

L'auteur de cet article, qui possède une magnifique propriété en Campine, ne condamne pas l'irrigation; il en reconnaît au contraire l'efficacité en tant qu'employée raisonnablement; mais il ne peut admettre que *l'eau seule* soit capable de produire une herbe tendre et nourrissante, et en cela je suis d'accord avec lui. Du reste, l'expérience est venue confirmer ce fait, et les terrains que l'on a voulu transformer en prairies par le seul effet de l'eau ont moins d'herbes que le gazon naturel des bruyères dans les parties un peu humides.

On va répétant dans différents journaux « que la possibilité de transformer des bruyères en prairies par la puissance des irrigations avait été niée par les habitants de la Campine. » Cette assertion est une erreur manifeste, car il y a en Campine des prairies magnifiques créées depuis plusieurs siècles par le secours de l'irrigation ; il y en a beaucoup dans les environs de Hasselt, de Zonhoven, de Balen, etc. Ainsi on n'a pas introduit en Campine un système nouveau. Ce qu'on a avancé de nouveau, et ce que les habitants n'ont pas voulu croire et ne croient pas, c'est qu'avec de *l'eau seule* on fait des prairies. Les travaux de Neerpelt et d'Overpelt sont là du reste pour démontrer l'erreur de ce principe.

Les huit hectares de prairies formés en automne 1845 comme essai n'ont fait depuis 1846 que des progrès rétrogrades : au lieu d'herbes, ce sont l'osier des marais, les joncs et autres herbes aquatiques qui recouvrent le sol.

Il n'en pouvait être autrement ; ce sont de véritables marécages, et il suffit de fouler le sol pour s'apercevoir que ce n'est pas là celui qui convient à une prairie ; on y enfonce de trois à quatre centimètres. Au surplus, la faible distance de la surface du sol au bassin d'eau souterrain rendrait inutile l'irrigation en temps ordinaire.

Dans ce cas, on a vraiment abusé de l'eau. On a agi comme s'il s'agissait de rizière.

On n'a pas réfléchi que l'irrigation ne consiste pas à former des marécages, mais simplement à fournir aux plantes la quantité d'eau nécessaire à leur développement ; il suffit pour cela de maintenir la terre dans une certaine fraîcheur et nullement de l'imbiber d'eau outre mesure.

L'irrigation doit être l'équivalent d'une bonne pluie.

Cette humidité surabondante que l'on donne au sol a pour effet d'empêcher l'air d'arriver aux racines des plantes ; et comme ce sol renferme une quantité notable de terreau acide, les spongioles sont oblitérées et ne peuvent plus charrier les éléments de l'organisme végétal.

Il fallait donc faire usage de chaux, quoiqu'on pense et dise que son action est nuisible ; il ne sera pas mal aisé de prouver que c'est une erreur, et que des expériences prouvent, au contraire, que la chaux est indispensable. A Neerpelt et Overpelt on a obtenu des résultats remarquables en procédant d'après ce principe.

Cette question de l'emploi de la chaux est plus importante qu'on ne croit ; il importe donc qu'elle soit bien étudiée et l'on ne peut répudier ainsi une substance qui est considérée partout comme l'élément le plus puissant pour les défrichements et pour l'amélioration de la majeure partie des terrains mis en culture. Son emploi est quelquefois même nécessaire pour des sols fertiles.

Au surplus, le sable de la Campine ne contient généralement aucun atôme de carbonate calcaire. J'ai examiné ce sable dans plusieurs localités et jamais il n'a produit d'effervescence avec les acides ; enfin les plantes adventives qui y croissent abondamment annoncent aussi l'absence de la chaux.

Je reviendrai plus loin sur cet objet, et je tâcherai de montrer que le rapport sur les irrigations, inséré dans le Moniteur du 5 août, contient des inexactitudes et arrive à des conclusions erronées.

Il est indispensable que la lumière se fasse sur cet objet ; l'œuvre du défrichement intéresse trop vivement le pays pour la subordonner à des questions de personnes.

Il est, à mon avis, du devoir de tous d'apporter une pierre à l'édification de cette grande œuvre nationale, et celui-là qui refuse ou craint, par des raisons d'intérêt ou de servilité, d'élucider cette immense question fait acte de mauvais citoyen.

DÉVELOPPEMENTS.

I.

Le défrichement de la Campine est donc une opération fort complexe, et ceux-là qui veulent se borner exclusivement à la création des prairies, en admettant même que ces prairies puissent être formées toujours partout et économiquement, sont manifestement dans l'erreur.

M^r le Ministre de l'intérieur, si convenablement secondé par Mr Bellefroid, est convaincu de cette vérité ; aussi cherche-t-il tous les moyens de faire entrer cette entreprise dans la voie la plus large.

Mais il est loin de rencontrer de toutes les administrations et de tous les fonctionnaires un concours intelligent et actif. Plusieurs mesures d'une immense portée proposées par le Ministère ont été critiquées et même déclarées inexécutables par quelques-uns d'entre eux. C'est ainsi que le boisement, qui est la pierre angulaire du défrichement, a rencontré une hostilité singulière. Des intérêts particuliers et l'égoïsme d'une ambition exclusive ont beaucoup retardé l'élan qui se manifeste maintenant pour la mise en culture des terrains incultes de la Campine.

Cependant on est loin encore de profiter de toutes les ressources que peut procurer cette contrée.

Il reste donc beaucoup à faire ; et ce n'est pas trop du concours de tous les bons patriotes pour encourager le Gouvernement dans ses tentatives ; c'est surtout aux membres de la Représentation nationale qu'il appartient de le seconder et de lui donner, pour ainsi dire plein pouvoir.

Mais malheureusement il n'en est pas toujours ainsi, et

l'on a vu, lors de la discussion de la loi sur les défrichements , combien il est difficile de faire le bien. L'opposition qui s'est manifestée alors a produit une loi qui ne permet pas au Pouvoir exécutif d'agir avec toute indépendance et célérité. Cette loi devrait peut-être être remise sur le métier; car l'on ne peut douter que les Chambres ne soient animées d'idées progressives et gouvernementales.

De deux choses l'une , ou vous avez pleine confiance dans le Pouvoir dirigeant , ou bien vous suspectez ses intentions; dans le premier cas vous agissez illogiquement si vous apportez des entraves, des restrictions à ses moyens d'action; dans le second vous faites encore fausse route , puisque vous avez la faculté de créer une administration qui soit l'expression de vos idées et représente les vrais intérêts du pays.

Vous mettez le Gouvernement sous votre tutelle et puis alors vous vous plaignez qu'il ne fait rien , et , s'il faisait quelque chose sans vous, vous trouveriez qu'il va trop loin, qu'il dépasse ses pouvoirs!

On est arrivé à ce point que le Ministère ne peut présenter un projet de loi sans qu'il soit pour ainsi dire incarné dans les faits. On trouve à ce sujet des réflexions fort justes dans un opuscule sur l'économie rurale publié en 1844 par un député français.

« Au milieu de tant de tiraillements, dit-il, il est impossible d'indiquer le degré d'influence que le Gouvernement devrait avoir dans les événements divers qui s'accomplissent; pour notre part , nous le redisons , nous voudrions que cette influence fût très-grande : car, à travers tout, le Gouvernement, on a beau dire, nous présente plus de garantie que les particuliers quels qu'ils puissent être. Nous préférons une administration de monnaies à une *compagnie* de monnaies, une administration des postes à une *compagnie* des postes, (nous ajouterons une administration des assurances à une *compagnie* d'assurances).

» Sous un Gouvernement absolu, on peut redouter que le mauvais vouloir ou l'ignorance d'un ministre ne comprime les efforts qui tendraient à l'amélioration du sort de tous; mais dans un Gouvernement comme le nôtre, où tout se fait au grand jour de la publicité, où tous les actes, de quelque côté qu'ils viennent, peuvent être attaqués, contrôlés par tout homme qui a de l'intelligence et une plume, il n'y a pas grand danger à ce que le Gouvernement ne soit pas éternellement tenu en état permanent de suspicion, et ici, nous n'entendons pas parler de tel ministre ou de tel ministère, mais de ce qu'on nomme *le pouvoir*.

» Ceci nous conduit à déplorer la triste mission que se donnent tant d'hommes de talent d'attaquer à tout propos le pouvoir, quel qu'il soit, sans dire jamais ce qu'ils feraient s'ils étaient au pouvoir. Qu'ils prennent à partie tous les ministres passés, présents ou futurs, il y a, il y aura sans doute beaucoup à dire sur et contre tous les ministères; mais quand on blâme, quand on critique, faudrait-il encore avoir le talent et le courage de dire ce qu'on mettrait à la place de ce qu'on trouve mauvais. Comme nous, ces hommes disent que le peuple est malheureux, que le travailleur souffre, que le paupérisme grandit, que les fluctuations du commerce amènent de terribles catastrophes; mais quelle voie indiquent-ils donc pour sortir de ce dédale; s'ils la connaissent, pourquoi la cacher au monde? C'est la *forme* du Gouvernement qui est un obstacle à tout progrès; changez la forme, tout ira bien, voilà ce qu'ils répondent; mais, mon Dieu, combien donc avons-nous changé de fois, depuis un demi-siècle, les formes sous lesquelles nous devions toujours atteindre à l'Eldorado social. Changer la forme, ce n'est pas changer les principes et les hommes. L'ambition, la soif des richesses, l'intrigue, la corruption, tout cela n'est-il pas un dégoûtant bagage qu'un Gouvernement lègue au Gouvernement qui le suit ? »

' *Du Morcellement*, par de Monseignat, député, etc.

II.

Pour l'adoption d'un vaste plan de défrichement il faut donc que le Gouvernement soit libre dans ses allures, qu'il ait réellement la puissance de créer, qu'il puisse sortir de l'ornière battue et édifier en Campine un grand système agricole basé sur la réunion de ses trois ordres.

Ces trois ordres sont :

1° *L'ordre simple* ou *massif ;* c'est le plus répandu ; il consiste à avoir des champs et des forêts distribués en blocs, en massifs, arbitrairement sur la surface de la terre ; ici nous voyons une immense forêt embrassant plaines et coteaux ; là des terres arables courant des vallées sur les collines ; d'un côté, les arbres occupent des terrains éminemment favorables à la production des céréales, fourrages, etc., à l'établissement de prairies permanentes ; de l'autre côté, des terrains cultivés sur des montagnes que les pluies ravinent et où le sol aride ou desséché conviendrait mieux à des plantations d'arbres puisant les sucs nutritifs et l'humidité à une profondeur beaucoup plus grande, ou bien où il faudrait maintenir un gazon pour empêcher l'érosion de ces montagnes.

L'ordre massif est donc inintelligent, distribué de cette manière, car il fait abstraction et du sol, et de l'altitude et des effets météorologiques.

2° *L'ordre mixte ;* c'est celui représenté par les parcs et les jardins qu'on nomme improprement anglais ; car ce système est chinois. Cette méthode de distribution des cultures plaît généralement ; elle offre de la variété et permet d'utiliser le terrain de manière à donner à chaque plante le sol qui lui convient, tout en conservant à l'ensemble une certaine harmonie bizarre.

3° *L'ordre composé* est formé par l'engrenage des deux ordres précédents ; il est la réalisation d'une culture basée sur l'étude de la nature qui a dû distribuer les végétaux d'après des lois que nous commençons seulement à entrevoir.

On retrouve dans la partie de la Campine cultivée cet ordre agricole, mais morcelé; aussi dans des jardins grands de quelques ares et entourés de haies et fossés, on cultive indistinctement tous les végétaux servant à la nourriture de l'homme. Mais comme la majeure partie de ces végétaux ne sont pas dans un milieu convenable, ils restent chétifs ou n'acquièrent pas les qualités qu'ils auraient par une culture rationnelle, intelligente.

Il est du reste difficile qu'il en soit autrement dans notre société où le génie du vol a pris tout son libre essor; on n'ose cultiver en plein champ des légumes délicats, et quant aux arbres fruitiers, force est de les placer près des habitations pour qu'ils soient surveillés jour et nuit. Le cultivateur ayant hâte de se soustraire à cette surveillance incessante, s'empresse de cueillir tous les fruits en une fois, aussitôt qu'ils entrent dans l'état de maturation, et c'est ainsi que généralement nous n'avons sur les marchés que des fruits verts, sans saveur et sans parfum, et pouvant même provoquer des maladies.

Des règlements de police devraient empêcher la vente de fruits semblables.

En ce qui concerne les espèces de fruits, généralement sauvages, que l'on voit cultiver dans les jardins et les vergers, il faut en accuser le morcellement agricole et l'ignorance ou le mauvais vouloir des habitants de la campagne. Combien de temps serons-nous encore condamnés à nous rafraîchir avec des fruits durs, acides, pierreux, tandis que nos pépiniéristes annoncent dans leurs catalogues des produits succulents et sains?

Il ne s'agit pas ici des riches qui ont des propriétés où tout se trouve à foison, ou qui peuvent payer une grappe de raisin un franc, et une pêche cinquante centimes; mais

de l'ouvrier , mais du petit bourgeois même , qui éprouvent
un besoin d'autant plus grand de manger des fruits qu'ils
ont plus de privations. Une bonne poire ou une bonne pomme,
quelques prunes, seraient pour le pauvre une ressource bien
grande, condamné qu'il est souvent à ingérer du pain sec
et dur.

Au surplus, l'ouvrier des campagnes n'est guère plus heu-
reux sous ce rapport que celui des villes, et le petit cultivateur n'a pas un sort plus digne d'envie.

« Cependant l'on s'étourdit sur les pauvretés de notre agriculture en lisant dans les poëtes quelques tableaux de plaisirs
champêtres ; Delille usant largement du droit de mensonge
accordé aux poëtes, nous assure que les champs sont un
séjour de délices ineffables, que nous ne savons pas *savourer*, c'est son expression :

> Mais peu savent goûter leurs voluptés touchantes,
> Pour les bien savourer c'est trop peu que des sens.

» Que voit-il donc de si touchant dans les voluptés d'une
troupe d'ouvriers, qui, exposés au soleil de la canicule,
souffrent la faim et la soif ; qui , à midi , mangent tristement
une croûte de pain noir avec un verre d'eau, et en s'isolant
chacun de son côté, parce que celui qui a un morceau de lard
rance ne veut pas le partager avec ses voisins. Qu'y a-t-il donc
à savourer dans l'esprit de ces pauvres gens ? Il faut le crédit de Delille pour faire passer cette arlequinade pastorale.
Delille est en morale un autre Chapelain ,

> Qui, de son lourd marteau, martelait le bon sens.

» Il exige au début de son poëme, *des yeux exercés et des sens
délicats*, pour goûter les plaisirs de l'amour des champs ; à
quelques pages de là , il veut exclure les sens de la partie ,
et faire *savourer* des voluptés touchantes qu'il reconnaît lui-
même peu flatteuses pour les sens. »

Cette digression montre que tout se lie dans une société bien organisée, et qu'il suffit à l'Administration de vouloir pour obtenir. C'est ainsi que si l'on défendait l'entrée en ville des fruits verts et sauvages, les cultivateurs seraient bien obligés de planter des fruitiers de bonne espèce et de laisser parvenir les fruits à maturité; un bon arbre ne tient pas plus de place qu'un mauvais et il n'en coûte pas davantage de frais de plantation et de culture. La plantation de ces arbres est du reste une affaire d'habitude pour les campagnards.

Il importerait donc de donner aux cultivateurs de la Campine une bonne impulsion sous ce rapport. Il faudrait les pousser à créer des vergers plantés de cerisiers, de pruniers, arbres qui croissent très bien dans cette contrée; certains poiriers et pommiers y prennent aussi un assez grand développement; enfin le châtaignier et le noyer sont encore deux arbres précieux, tant pour leurs fruits que pour leur bois de construction. Ces vergers seraient pour la Campine une culture très lucrative et permettraient d'établir sur le plateau de Moll, Lommel, Hechtel, etc. des prairies permanantes, lesquelles seraient abritées par des zones de plantations et par les dunes boisées. On peut, certes, et même l'on doit faire des vergers ailleurs que sur ce plateau. Si j'indique spécialement cette localité c'est pour montrer le parti qu'on peut tirer des vergers pour le défrichement, et comment on peut engrener les cultures; les vergers productifs, déjà abrités, serviraient eux-mêmes d'abris pour des champs à céréales, et maintiendraient ailleurs que sur leur surface même une humidité bienfaisante.

Il y a sur le plateau et entre les lignes des dunes des parties de terrain susceptibles d'être converties en prairies par quelques travaux; il s'y trouve des marécages qui étant assainis et amendés donneraient de bon fourrage. Quelques ruisseaux qui y prennent naissance pourraient en outre être utilisés pour faire des arrosages, soit sur des vergers, soit sur des prairies, soit même pour des terres arables ou des plantations de choux, rutabaga, etc.

Les études que j'ai faites du terrain de la Campine me permettent d'assurer qu'il serait possible de créer de très beaux vergers en bien des localités, et qu'on trouverait beaucoup d'emplacements où le sol profond et frais conviendrait au pommier sans être contraire au poirier, au cerisier, au prunier, qui n'exigent pas autant de fraîcheur. Les noyers et les châtaigniers seraient plantés aux bordures et du côté de l'ouest; ces premiers ne conviennent guère dans un verger, l'herbe vient mal sous leur ombrage ou devient amère, de sorte que le bétail refuse de la manger.

On peut d'ailleurs planter les châtaigniers et les noyers en massifs engrenés avec des zones de plantations d'arbres forestiers, abritant des terres arables et des prairies.

Mais, dira-t-on, ces travaux sont au-dessus des moyens des petits cultivateurs de la Campine. J'en conviens, mais il ne s'agit pas ici des petits cultivateurs, et Dieu préserve la Campine d'être livrée aux mains de la petite culture. C'est justement parce que je sais qu'elle est incapable d'exploiter le sol tel qu'il devrait l'être, que je préconise la grande culture, et que je voudrais voir le Gouvernement investi de l'autorité la plus grande en matière de défrichement.

Ainsi, faut-il que ces petits cultivateurs aient chacun un petit champ, bien entouré de haies et de fossés, où ils cultivent à tort et à travers une quantité de végétaux? Et pourquoi ne pourraient-ils pas s'associer avec leurs voisins et cultiver par association une plus grande surface de terre?

C'est impossible, direz-vous? Eh! mon Dieu, je sais bien que c'est difficile, l'ignorance aidant on dira que c'est une utopie.

Voyons si c'est bien une utopie.

Les riches s'associent, pourquoi les pauvres ne pourraient-ils pas s'associer? Pourquoi MM. Kummer et Houbotte,

MM. Chenée, Clermont, Delbrouch peuvent-ils s'associer pour exploiter des prairies irriguées ; pourquoi vont-ils créer une ferme à Overpelt, et pourquoi peuvent-ils se livrer en commun à l'engraissement des moutons, ce qui n'est que le prélude de l'engraissement du gros bétail ?

Ce que ces ingénieurs et entrepreneurs font, d'autres ne peuvent-ils le faire ? Mais est-ce le seul exemple de semblables associations ? Non certes ; ainsi ce n'est donc pas une utopie. MM. les impossibilistes, il y a utopie parce que vos paysans sont généralement ignorants et méfiants, c'est-à-dire rusés et trompeurs.

Mais détruisez ces défauts, résultant de la gêne et de l'isolement ; instruisez les campagnes et tâchez d'inculquer à la jeunesse des idées de patriotisme, c'est-à-dire d'association et de solidarité, et vous verrez si elle est rebelle à vos enseignements. Donnez au Gouvernement les moyens d'encourager et de pousser à l'association libre et volontaire de toutes les puissances de la production, capital, travail, talent, et vous verrez l'utopie doubler la production, et amener l'ordre et la paix où jusqu'à présent vous n'avez recueilli que les divisions, que les procès, que la discorde et que l'animosité.

Pourquoi plusieurs petits propriétaires ne pourraient-ils se réunir pour exploiter ensemble les biens qu'ils possèdent et qui peuvent être réunis aisément ? il y aurait par là beaucoup d'économie dans les dépenses, et chaque associé ayant pu s'occuper d'une spécialité les différents produits seraient meilleurs et plus abondants, ils auraient reçu plus de soin et seraient cultivés avec plus d'intelligence. Cette association permettrait de joindre à l'exploitation agricole une ou plusieurs industries qui occuperaient les associés dans les moments où la terre ne réclamerait pas leurs soins.

Ces exemples d'association ne sont pas rares ; en Sologne on exploite ainsi de grands domaines, et les établissements des fruitières en Suisse donnent la preuve des bons résultats de l'association. Ces établissements formés par la réunion de vingt, trente, quarante et même quatre-vingts familles sont destinés à la fabrication des fromages ; on réunit ainsi le lait de plusieurs centaines de vaches dans un établissement à ce destiné, où un seul homme, appelé le fruitier, suffit pour confectionner chaque jour un, deux ou trois fromages de soixante à quatre-vingts livres, lesquels sont déposés dans une pièce de la fruitière jusqu'au moment de la vente.

La quantité de lait apportée par chaque famille est notée et dans certaines localités on tient même compte de la qualité relative des laitages.

Les marchands viennent s'approvisionner dans ces établissements où les fromages sont toujours meilleurs et partant plus chers que ceux fabriqués par des familles isolées.

Les dépenses et les gains sont strictement et mathématiquement répartis suivant le principe de la proportionnalité du concours à la production.

La fabrication isolée disparaît de jour en jour davantage dans ce pays ; on conçoit, en effet, que si chaque ménage voulait faire tous les jours son fromage particulier, cette manière de produire nécessiterait l'emploi d'autant de personnes, d'autant d'ustensiles, d'autant de feux, etc., que de ménages ; ce qui amènerait nécessairement une grande déperdition de temps, de force, de matière première, et donnerait en outre des produits d'une faible qualité.

M. Rieffel, directeur de l'établissement agricole du Grand-Jouan, préconise et pratique l'association pour le défrichement des landes dans l'ouest de la France.

« Le travail le plus perfectionné est celui qui réunit la plus grande économie à la prévoyance la plus large et la plus intelligente. — Le travail est d'autant plus économique, que le travailleur est plus intéressé. — La prévoyance est d'autant plus étendue, que ses effets embrassent plus d'avenir. — Et je songeai à l'association, la loi nouvelle de la société moderne.

» C'est ainsi que j'arrivai à la solution du problème que je cherchais, savoir : — Faire produire à chacune des parties du domaine tout ce dont elle était susceptible, avec une amélioration foncière croissante ; — économiser la main-d'œuvre ruineuse du travail servile ; — fonder l'œuvre, non pas sur la vie d'un homme, mais sur celle de toute une population.

» J'appelai sur notre troisième division seize familles pour la cultiver. Les logements nécessaires furent construits, disséminés sur toute la surface de la propriété, de manière que chaque famille fût à peu près au centre de son exploitation. Après avoir fait à chacune les avances nécessaires, je dirige tous ses travaux, le colon exécute, et nous partageons tous les produits par parts égales, sauf ceux nécessaires à l'alimentation du bétail. Jusqu'à ce jour, ces derniers produits sont constamment restés au colon, afin d'augmenter de plus en plus le nombre des bestiaux pour l'achat desquels je fournis le capital. Une comptabilité fort simple règle nos rapports réciproques, et à la fin de chaque mois le colon peut connaître sa position. C'est ici que j'ai eu de nombreuses occasions de remarquer tout le génie de l'intérêt privé. Les écrivains catholiques qui se préoccupent de nos jours des questions sociales, pleins de la grande idée de Dieu, n'ont pas assez pesé les effets de l'argent sur le sort de l'homme. Le bien-être matériel est pour les classes pauvres la condition *sine quâ non* de toute théorie. »

Quand on parle d'association, l'ignorance, ou la mauvaise foi, ou l'égoïsme, ou tous les trois réunis, sont là pour crier à la communauté, et pourtant rien n'est si opposé à l'absurde communauté que la vraie association, où la répartition doit être proportionnelle au capital, au travail et au talent, autrement dit au concours de chacun. Dans la communauté, au contraire, il y a égalité parfaite pour tous, même salaire, même nourriture, etc.

« L'égalisation sociale de tous les éléments humains c'est la négation même de toute société, de toute hiérarchie, c'est la confusion absolue; ce serait en même temps l'injustice pratique la plus tranchée et l'absurdité la plus palpable qui se pussent imaginer. Aussi est-il impossible non seulement d'exécuter, mais de décrire un établissement communiste quelconque, sans abattre, dès le premier pas ou dès le premier mot, le principe fondamental, logique et prétendu participant de l'égalité pratique, car la moindre *organisation* exige une hiérarchie, et la hiérarchie n'est rien moins que de l'égalité pratique. »

Ces questions d'association ont déjà fait le sujet des méditations de bien des hommes éminents. Voici deux citations empruntées à deux auteurs bien différents.

« Les questions sociales sont bien autrement importantes à mes yeux, dans leur examen, que les réformes dont on s'occupe avec tant de bruit pour les institutions politiques : une majorité s'honorerait si elle entreprenait courageusement de les résoudre. Sur ce terrain, la paix devrait être faite entre toutes les consciences honnêtes, dévouées au pays, entre les chrétiens et les philosophes, entre les croyants et les sceptiques; il n'y aurait que des nuances, bientôt confondues dans un égal amour du bien public. Qu'on s'occupe d'améliorer les lois agricoles, faussées par le morcellement exagéré des terres; que le prêt sur hypothèque devienne plus facile, le droit d'enregistrement moins onéreux; que partout la culture en grand soit protégée, afin que la France n'ait pas besoin de l'étranger pour ses chevaux, ses bœufs et même ses céréales. Reboisez vos montagnes, plantez vos plaines sablonneuses, assurez des primes à la culture par grandes masses, que l'ASSOCIATION *se mette au cœur de la propriété comme dans l'industrie; faites*

____

¹ V. Considerant, *Destinée sociale.*

de grandes terres collectives, puisqu'il n'y en a plus d'individuelles, rappelez par des lois favorables la masse des populations des villes dans les campagnes ; rendez à la terre des bras qui s'usent et des âmes qui se corrompent dans les manufactures. Moralisez les masses que rien n'élève, ne console et n'ennoblit. Voilà le digne travail que Dieu impose à ceux qui s'occupent des affaires et des lois de l'humanité ; voilà l'initiative qui appartient au Gouvernement ; il doit la prendre au plus vite [1]. »

« Déjà des symptômes assez concluants se font remarquer au sein des sociétés modernes : introduite par la force des faits, l'association y a marqué sa place. La diffusion des petits capitaux a créé l'association financière, qui se réalise à nos côtés, et, malgré quelques mécomptes, se légitimera par ses bienfaits. L'association ne doit point, ne peut point s'arrêter là. Quand le morcellement du sol aura porté tous ses fruits, et qu'à la suite de dommages évidents, on reviendra de la culture émiettée à la grande culture, un autre pas se fera dans les voies d'une alliance entre les intérêts humains. De la propriété parcellaire naîtra l'ASSOCIATION TERRITORIALE [2].

Toutes les classes de la Société reconnaissent actuellement les bienfaits de l'association ; et l'*Ère nouvelle,* du 27 août, journal du père Lacordaire et autres prêtres éminents, la déclare comme corollaire du christianisme. « Ainsi (dit-il) entre l'individualisme du dernier siècle et le socialisme du siècle présent, le christianisme seul a prévu l'unique solution possible des formidables questions qui nous pressent ; et seul il est arrivé au point où reviennent, après de longs détours, les meilleurs esprits d'au-

---

[1] *La présidence du Conseil de M. Guizot, et la majorité en 1847, par un homme d'état* (M. Capefigue).

[2] Louis BEYBAUD, *Études sur les réformateurs,* etc. ouvrage couronné, prix de Montbyon.

jourd'hui en préchant l'association, mais en la préchant volontaire. »

En effet comment ne pas accepter l'association telle qu'elle est définie dans le manifeste de l'Ecole sociétaire. « L'idée exacte ou scientifique de l'association se compose de la combinaison intime de trois idées ; l'idée de *l'ordre*, l'idée de la *liberté*, l'idée de la *justice*. L'état d'association ou état sociétaire suppose en effet que les individus associés coordonnent leurs forces, leurs fonctions et leurs travaux dans une œuvre d'ensemble (ordre), que cette coordination est volontaire et non forcée (liberté), enfin que les fruits du travail commun sont partagés aux associés d'après une règle acceptée par eux, comme satisfaisant à l'idée qu'ils ont du droit de chacun vis-à-vis de tous (justice). »

Je me suis un peu étendu sur l'association parce que je pense qu'elle peut rendre de grands services au défrichement ; par son secours on peut faire appel à toutes les fortunes, et former des établissements et des exploitations par la réunion des mises depuis cent ou deux cents francs jusque cent mille francs.

Si l'épargne de l'ouvrier pouvait s'associer ainsi avec le superflu du riche, on créerait un grand élément d'ordre et de stabilité. Les différentes classes seraient reliées et il s'établirait ainsi entre elles la solidarité. La guerre du pauvre contre le riche disparaîtrait, et la mort du *sauvage communisme* en serait la conséquence.

Les assurances par l'Etat contre les incendies, les épizoties, la grêle, etc., sont encore une association de ce genre. Toutes ces institutions de garantie mutuelle sont nécessairement la base d'une bonne organisation sociale : *Car l'union fait la force, donne la richesse et produit le bonheur.*

« Au nombre des grandes entreprises dont l'Etat doit revendiquer le monopole, il est de l'intérêt immédiat de l'agriculture qu'il s'empare de celui des assurances. L'assurance générale, unitaire, obligatoire, est le complément et la conséquence de l'impôt. Celui-ci, en effet, est une portion que chacun sacrifie de son revenu pour être assuré et garanti de la libre jouissance du reste. L'assurance se propose le même but et n'a pas une autre définition. Elle est la réalisation, au matériel, de la solidarité et de la fraternité prêchées au monde par le Christ il y a dix-huit siècles et demi. Le crédit agricole a besoin d'être garanti par les assurances, il ne peut être sérieusement organisé sans elles. »

Ce ne sont pas là des questions de défrichement dira-t-on, ce sont des digressions sur l'économie sociale? Eh! mon Dieu oui, ce sont des digressions dans les vastes champs de l'économie sociale. Mais qu'est-ce que les défrichements, je vous prie, si ce n'est de l'économie sociale? Pourquoi veut-on défricher les terrains incultes? n'est-ce pas comme remède au paupérisme? Pourquoi veut-on faire progresser l'agriculture? N'est-ce pas, en résumé, dans le même but? N'est-ce pas pour augmenter la masse et la qualité des aliments; n'est-ce pas dans l'intérêt des producteurs et des consommateurs? Or, ce sont des questions sociales qu'il importe d'étudier, et ce n'est pas trop du concours de tous pour les résoudre, car elles sont grosses de difficultés. Et il ne faut pas se préoccuper seulement des Flandres; il pourrait fort bien arriver que nos deux provinces les plus riches par l'industrie, Liége et le Hainaut, se trouvassent un jour dans la détresse par le chaumage de l'industrie de la métallurgie, de la fabrication des armes, de l'exploitation des houilles, etc. On compte à Liége 25,000 ouvriers occupés par la fabrication des armes; il arrivera cependant un jour où cette industrie tombera, et il ne faudrait qu'une paix réelle et définitive pour l'anéantir presque entièrement.

E. Bonnemère, *Les Paysans au 19ᵉ siècle.* Mémoire couronné en 1847 par la Société royale et académique de Nantes.

On ne peut trop le répéter, il faut relier entre elles toutes les classes de la Société; les associer, les faire concourir toutes au même but; il faut que l'agriculteur et le fabricant soient unis par les mêmes intérêts, au lieu de se faire la guerre, comme actuellement, lorsqu'il s'agit d'une loi concernant l'agriculture ou l'industrie. On ne peut arriver à ce résultat que par des mesures de garantisme, telles que crédit agricole, comptoir communal, banques nationales et d'escompte par l'Etat, warrants, assurances par l'Etat; caisse de réserve et d'association pour les industriels en cas de pertes et de ruine, comme pour les ouvriers, etc., etc., c'est-à-dire réaliser la solidarité et la fraternité par l'accord de tous les intérêts. La Belgique est peut-être destinée à donner ce sublime spectacle au monde, et la paix dont nous jouissons au milieu des révolutions de tous les peuples est un signe éclatant de la haute mission qui nous est dévolue.

Les nations émerveillées tournent leurs regards vers nous, elles s'assimilent nos institutions sociales et nous considèrent comme le flambeau qui doit éclairer la régénération des peuples en leur montrant que l'esprit révolutionnaire est l'ennemi du progrès!

POSITION DU PROBLÈME.

I.

Ces grands principes établis, comment procéder au défrichement?

En premier lieu, il faut nécessairement se livrer aux études indiquées précédemment. Ayant donc recueilli toutes les données concernant la configuration du sol, le régime de l'écoulement des eaux, leurs propriétés, et la situation du bassin d'eau intérieur; la formation et la disposition géologique des couches du sol et sous-sol, ainsi que leur nature, on recherchera les conditions dans lesquelles le défrichement doit être entrepris.

Or, le but à atteindre par cette grande mesure est fort complexe, et il est indubitablement lié aux différents besoins du pays.

Quels sont donc les véritables besoins du pays?

D'abord, les esprits se sont vivement préoccupés depuis trois ans de la mise en culture des terrains incultes, dans la pensée que l'agriculture ne satisfait pas à la consommation intérieure; cependant les idées paraissent être modifiées par les récoltes de 1847 et 1848, et beaucoup de personnes penchent vers une opinion contraire. Les documents statistiques ne sont pas assez complets pour rassurer le pays sous ce rapport, et d'ailleurs il est actuellement impossible de connaître la production exacte du sol. Au surplus, cette production est très-variable et peut aller d'un quart en plus ou en moins.

On admettra donc aisément que la production d'une année d'abondance, comme celle de 1847, est suffisante pour la consommation du pays; mais à coup sûr celle d'une année ordinaire ne suffira pas.

D'autres esprits, non moins intelligents, voient dans la Campine et les Ardennes un moyen de remédier à l'exubérance de population de certaines parties du pays, et appellent les défrichements de tous leurs vœux pour arriver à la formation de nouveaux centres de population.

D'autres enfin veulent que la Campine soit, pour ainsi dire, entièrement boisée, afin d'équilibrer sur notre sol la production et la consommation des bois; pour suppléer, en un mot, aux défrichements des forêts, si rapides actuellement.

Quant à ceux qui ne veulent entendre parler que d'irrigation, c'est-à-dire, qui ne veulent que des prairies, leurs projets ne sont pas sérieux; ils sont impossibles et contraires aux véritables principes de l'économie rurale.

Le défrichement envisagé sous chacun de ces divers points

de vue et résolu en faveur des préoccupations de l'un ou l'autre de ces systèmes, serait certainement une chose éminemment utile au pays ; mais il est certes bien plus rationnel d'admettre que ce n'est que par la combinaison de ces systèmes qu'il atteindra le vrai but auquel on doit tendre.

Ceci admis, il s'agit de décider de quelle manière la culture du sol sera la plus productive et la plus économique. Sera-ce par la création de villages comme ceux actuels, ou par l'établissement de grandes ou de petites fermes réparties sur tout le sol à défricher, ou par de grands établissements, tels que colonies agricoles exploitées par des hommes valides, ou par des détenus, ou par de jeunes déliquants, ou par des dépôts de mendicité, etc. ?

Poser cette question, c'est, pour moi, la résoudre. En effet, établir des villages comme ceux actuels, c'est entrer en plein dans le morcellement, dans la division infinie du sol ; c'est perpétuer les énormes déperditions de tous genres qui ont lieu pour l'exploitation de petites parcelles de terre, par des moyens incomplets et inefficaces ; c'est continuer à avoir une quantité d'étables malsaines où le bétail reste chétif et gagne des maladies ; c'est conserver ces petits greniers, ces petites granges, ces petites caves mal construits où les insectes et les animaux nuisibles pullulent, et où les intempéries de l'air détruisent une notable quantité de produits ; c'est enfin conserver aux hommes des habitations où leur intelligence s'abrutit, où leur santé se détériore, et où la vie, en résumé, est fort chère, quoique les aliments soient insuffisants et mal préparés ?

C'est donc aux grands établissements qu'il faut recourir, aux grandes fermes, aux colonies agricoles, sans pourtant proscrire les petites fermes de 10 à 20 hectares qui pourraient s'établir efficacement en certains lieux.

Ce point posé, il faut rechercher dans quelles conditions ces colonies, ces grandes fermes, devront être établies. Néces-

sairement dans des conditions hygiéniques et économiques ;
c'est-à-dire que leurs emplacements devront se trouver au
milieu des terrains à exploiter, près des communications, et
aussi, près d'un cours d'eau, et en des situations à l'abri d'émanations méphitiques. Or ces conditions emportent une division
rationnelle du sol, une circonscription des différents lots de
bruyères de manière à ce que la colonie trouve sur son territoire tous les éléments pour varier les cultures et former tous
les produits agricoles utiles à la colonie et à l'exportation.

II.

Il n'entre pas dans le cadre de mon travail de traiter cette
matière ; une quantité d'ouvrages et de mémoires existent sur
les colonies agricoles. J'y renverrai donc le lecteur ; en outre
cette question sera traitée au congrès agricole. Mais je ne puis
me dispenser de reproduire les idées de M. J. Rieffel, le savant
agriculteur et directeur de l'établissement agricole du Grand-
Jouan. Je me crois d'autant obligé de faire connaître ici le
projet de M. Rieffel qu'il est difficile de se le procurer ; il a
été publié en juillet 1848, par la *Démocratie pacifique*, journal peu répandu en Belgique, quoiqu'il soit cependant le
journal de France qui s'occupe le plus de questions économiques, et surtout des questions agricoles, qu'il place en
première ligne. On peut certes ne pas partager ses idées
sociales, mais il faut reconnaître, comme un député l'a dit, que
ce journal a élucidé bien des questions d'intérêt matériel, et a
toujours engagé les hommes d'État à sortir du cercle étroit
des discussions oiseuses de la politique.

A cette occasion je me permettrai une réflexion sur l'esprit
de légèreté qui domine chez bien des personnes en Belgique ;
des idées utiles émises par un homme ou un journal du
parti contraire à celui auquel ces personnes appartiennent,
ne seraient pas acceptées ou seraient combattues, par cela

même quelles seraient proposées par tel ou tel individu ou journal. Je fus témoin bien des fois de faits semblables. Et pourquoi un projet développé par le *Journal de Bruxelles* ne mériterait-il pas autant d'attention que s'il était émis par l'*Indépendance* ou par l'*Observateur*, et réciproquement ? Ainsi, le n° du 5 septembre du *Journal de Bruxelles* contient quelques bonnes idées sur le défrichement, qui mériteraient d'être prises en considération. La plupart des journaux du pays ont, du reste, publié très-souvent des articles plein d'intérêt sur l'agriculture, et je citerai surtout l'*Indépendance* qui, dans son n° du 10 septembre, publie un article remarquable sur les irrigations. Il y a quelques jours on lisait encore dans le *Journal de Liége* ce qui suit :

« Ce sont surtout les projets de défrichement qu'il faut encourager et, au besoin, entreprendre par soi-même, si les capitaux privés n'osent se lancer, faute d'être assez éclairés sur les résultats.

» Depuis dix ans, je prêche, pour ma part, ces essais de défrichement, qui entraînent naturellement la colonisation. Je me souviens que lorsque cette idée, vieille, du reste, comme le monde, a vu le jour, *on nous traitait d'utopistes*. Cela ne m'a pas empêché de continuer mon pétitionnement devant le public. Le bon sens me disait que l'on voyait, en parcourant les contrées frappées de stérilité, des oasis qui produisaient sous la main d'habiles exploitants. Eh bien! ce qu'on peut obtenir de cent hectares, on peut l'obtenir de mille et de dix mille. De la terre d'un côté sans travailleurs, des travailleurs de l'autre sans terre et sans moyens d'existence, ces deux éléments n'étaient-ils point providentiellement désignés à se venir mutuellement en aide ? Les uns demandaient du travail, l'autre promettait la fertilité à l'aide du travail, pourquoi attendre ? Parce qu'on n'avait pas d'argent! mais ce n'est pas là un obstacle.

» *La question du travail est une question de sécurité*. Eh bien! l'armée ne peut être autre chose, et pourtant on trouvait bien 30 millions, par an, pour un objet de haute utilité, mais, qui, en définitive, ne produisait pas. Avec infiniment moins, avec le tiers ou le quart qu'on aurait employé pendant les quinze dernières années, la Belgique aurait aujourd'hui une province de plus et une population plus grande.

» Toutes ces raisons, simples comme la nature, on les a comprises seulement peu-à-peu ; quelques travaux ont été tentés par des particuliers, par l'État, et tous, me semble-t-il, ont réussi, puisqu'aujourd'hui on est universellement d'accord sur les avantages attachés au système de défrichement. Comment faut-il faire ? C'est aux hommes pratiques et spéciaux à donner les moyens d'action et de succès. A nous à donner la matière première, l'idée et l'argent, car nous défendrons les demandes de crédit ayant cette destination ; aux autres, aux propriétaires, aux habitants des campagnes, aux ouvriers sans travail assuré, à faire le reste. Le succès de ces sortes d'entreprises est dans *le concours de tous, le Gouvernement donnant l'impulsion.* »

Quoique dans son projet de colonisation, M. Rieffel prenne pour exemple des fermes de vingt hectares, il ne faut pas en inférer qu'il préconise des fermes de cette faible étendue ; au contraire, dans le premier volume de l'*Agriculture de l'ouest de la France*, il propose les colonies de 200 hectares, et son établissement agricole du Grand-Jouan a une surface de 500 hectares.

« Des projets nombreux sont en ce moment élaborés dans le but de déverser dans les campagnes une partie de la population des villes. On comprend aussi que l'agriculture seule peut désormais sauver les autres industries, sauver la France.

» Parmi tous les projets que j'ai vus, j'en ai trouvé de fort beaux ; mais dont la réalisation prochaine est fort difficile. Les éléments ne sont pas prêts.

» Or c'est le plus prochainement possible qu'il faut se mettre à l'œuvre. L'hiver ne devra pas nous surprendre avec toutes ses misères. Par conséquent, sans abandonner l'idée des grandes colonies agricoles, des essais d'associations, on pourrait de suite tenter quelques travaux urgents et préparer les voies de l'avenir.

» L'exécution de ce projet reposerait sur les bases suivantes ;

» 1° Mise en valeur des terres incultes appartenant à l'État, et achats d'autres terrains convenables ;

» 2° Formation de colonnes mobiles de travailleurs agricoles enrégimentés;

» 3° Établissement de colons sédentaires, fermiers de l'État;

» 4° Création d'un corps d'ingénieurs agricoles, nommés par le ministre de l'agriculture.

» Dans ce projet, je voudrais que l'État fît le défrichement, les constructions et les clôtures, par le moyen de colonnes mobiles de travailleurs. Ce sont généralement ces premières avances qui arrêtent partout la mise en valeur des terres incultes. Sur une étendue donnée de terre, il faudrait trois ou quatre années de travaux préparatoires par une colonne mobile; puis, cette terre serait divisée par lots, et affermée pour vingt années à des colons sédentaires dont le bail serait rédigé de cette façon qu'au bout des vingt années les colons seraient propriétaires.

» Le Gouvernement peut faire cela avec la plus grande facilité et sans y perdre un centime. Il ne doit pas chercher à gagner, mais il doit rentrer dans toutes ses avances, et je pose en fait qu'il y rentrera. Il ne faut pas comparer un Gouvernement à un particulier dans une question de cette nature. C'est là une faute que l'on commet assez souvent. Le Gouvernement ne meurt pas, et par suite il peut établir des calculs certains, basés sur une période d'années. Il a pour lui les impôts, l'augmentation de valeur des terres et l'accroissement de la fortune publique. Un simple citoyen se trouve dans une position contraire. A une époque donnée, il est obligé de doter ses enfants ou de partager. S'il meurt, il faut liquider. De tels événements dérangent tous les calculs.

» Un simple citoyen ne peut non plus laisser à ses fermiers la perspective de devenir propriétaires de leurs fermes. La République, au contraire, a le plus grand intérêt à cette transformation du travailleur prolétaire. C'est pour elle une richesse, un accroissement de valeur; et cette espérance de devenir propriétaires sera pour les colons un stimulant, dont ne se font aucune idée les personnes qui n'ont pas vécu dans les campagnes.

» Mais, pour réaliser tout cela, il faut une tête, et je ne conçois, cette tête, en ce moment, que dans la création d'un corps d'ingénieurs agricoles, nommés par le ministre de l'agriculture. Je me sers ici de ce titre d'ingénieurs agricoles qui a déjà été employé dans ce sens, mais je ne tiens nullement au titre, vous appellerez ce corps d'agriculteurs comme vous l'entendrez, cela importe fort peu. Ce à quoi je tiens essentiellement, c'est à la formation d'un corps, partie active, intelligente, directrice, obéissant à une impulsion unique. Sans cela, je n'hésite pas à le dire, non-seulement on ne fera rien de bien, mais on ne fera rien du tout en fait de colonisation agricole.

» Je viens de lire dans plusieurs journaux des puérilités qui ne sont pas de mise aujourd'hui à l'endroit de la désertion des campagnes. On y dit aux jeunes paysans qu'ils ont tort de préférer la ville, qu'ils regretteront l'air pur des champs et les beautés de la nature, etc., etc. On va jusqu'à vouloir leur persuader que les occupations de la ville sont plus pénibles que les travaux de la campagne. Venez donc dans nos champs, ô rédacteurs ingénus! arrangez-vous pour passer une année avec nous, de manière à faire entière connaissance de toutes nos jouissances physiques et morales, depuis les 40 degrés de chaleur que nous bravons en ce moment pour faire notre moisson, jusqu'à la torture d'une foire par un temps de pluie. Pendant ce temps, je vous vois devant Tortoni, fumant majestueusement votre cigare, sur un boulevard arrosé aux frais de la patrie; ou bien vous êtes à la Bourse, temple bien clos, bien chauffé; ou bien à l'Opéra, centre de tous les plaisirs.

» Si la vie positive, la vie pratique des champs ne comportait pas plus de souffrances que celle de la ville, la campagne ne se dépeuplerait pas. C'est là un fait que rien ne peut détruire. J'ai passé toute ma vie dans la pratique de la vie rurale, je l'ai étudiée sous toutes ses faces et je la connais bien. Les jouissances morales et intellectuelles y sont tout à fait nulles, et le dépeuplement devient d'autant plus rapide que l'instruction se généralise. Les intelligences des deux sexes courent toutes à la ville.

» Pour opposer une digue au torrent, ce n'est pas trop que le gouvernement de la République s'en occupe sérieusement, en offrant des emplois et des propriétés à tous ceux qui consentiront à demeurer dans les campagnes.

Dans un premier article sur les colonies agricoles, inséré dans la *Démocratie* du 21 juillet courant, je disais qu'en suivant mon projet de colonisation sur les terres incultes, le Gouvernement ne perdrait pas un centime, et rentrerait dans toutes ses avances.

» Quelques chiffres sont nécessaires pour prouver mon assertion. Cependant, dans un journal, je ne crois pas convenable d'entrer dans tous les détails de ces chiffres. Il suffit de présenter quelques résumés, pour faire comprendre la portée de ce projet, lequel repose sur des données certaines, et une expérience de 22 années d'étude et de pratique d'agriculture et de défrichement de terres incultes.

Colonnes mobiles de travailleurs.

» Je n'entrerai pas ici dans la discussion soulevée quelquefois à propos de l'achat des terrains, parce que le Gouvernement se procurera, quand il le voudra, les terres incultes nécessaires à ses projets. Une loi spéciale fût-elle nécessaire, il l'obtiendrait facilement de l'Assemblée nationale qui renferme tant d'hommes dévoués à l'agriculture.

» Ce qui arrête le plus souvent dans des projets de ce genre, c'est 1° qu'on ne sait pas comment s'y prendre pour l'exécution; 2° que la dépense effraie, et 3° qu'on ne sait pas si l'on rentrera dans les avances effectuées.

» J'espère démontrer jusqu'à l'évidence la facilité d'exécution d'un projet de ce genre et la rentrée successive des capitaux fournis par l'Etat comme simples avances. Nous aurons créé une masse énorme de produits, nous aurons augmenté la somme des richesses, et tous les capitaux seront remboursés.

» J'ai expliqué, dans le premier article, quelles étaient les bases de ce projet ; et la création d'un corps d'ingénieurs agricoles, nommés par le ministre de l'agriculture, semble généralement comprise.

» Il nous faut, maintenant, des colonnes mobiles de travailleurs, semblables à celles avec lesquelles vous avez fait vos routes et tous vos grands travaux publics. Ces colonnes mobiles sont destinées à occuper le sol *pendant les trois premières années* de la prise de possession. Elles exécuteront le défrichement de la bruyère, les constructions, les clôtures et les chemins d'exploitation, sous la direction d'un ingénieur agricole.

» Trois années sont nécessaires pour ces travaux préparatoires ; et, pendant ce laps de temps, chaque colonne pourra faire deux récoltes : sarrasin et froment. Ces récoltes viendront immédiatement en déduction des dépenses.

Colons sédentaires.

» Lorsque les trois années seront écoulées et que les travaux seront terminés sur ce point, la colonne mobile sera transportée sur un autre point. A sa place viendra se fixer le colon sédentaire, destiné par suite d'un bail de vingt-cinq ans, contracté avec la République, à devenir propriétaire du terrain.

» Je suppose, dans ce projet, que l'étendue moyenne des fermes sera de 20 hectares. Cette étendue est la mieux proportionnée, dans les bruyères de l'Ouest de la France, aux ressources et aux facultés d'une famille de cultivateurs. Je n'exclue cependant pas de plus grandes fermes, je n'exclue pas non plus de plus petites. Mais, obligé de me resserrer dans les colonnes d'un journal, je crois devoir prendre pour type la ferme de 20 hectares, afin de pouvoir appliquer les calculs à une surface donnée.

» Supposons, maintenant, l'acquisition ou la prise de possession d'une lande inculte d'une étendue de 200 hectares. Le défrichement et la mise en valeur demanderont, ainsi que je l'ai dit, trois années. Il faudra une colonne mobile de 100 travailleurs, soit 10 par 20 hectares, parmi lesquels il devra y avoir des ouvriers de bâtiment.

» L'ingénieur agricole tracera sur le terrain l'emplacement de dix fermes, et les travaux commenceront.

» Pendant la première année, on construira les bâtiments et l'on donnera le premier labour de défrichement. On fera une récolte de sarrasin à la seconde année, et une récolte de froment à la troisième.

» Dans les moments où les ouvriers ne seront pas occupés à ces deux récoltes, ils travailleront aux chemins, aux ponts et aux clôtures.

» Voici quels seront les frais de création sur une ferme de 20 hectares.

Avances, à faire par le Gouvernement, pour la mise en valeur de 20 hectares.

Achat de 20 hectares de landes à 200 fr.	4,000 fr.
Salaires de 10 hom. à fr. 1-25 c. par jour, pour 3 ans.	11,250
Achat de 2 bœufs.	500
Nourriture des bœufs pendant 3 ans.	1,000
Semence de sarrasin et froment.	800
Instruments et outils.	480
Matériaux de construction.	800
Engrais pulvérulents.	2,400
Plants d'arbres.	270
	21,500 fr.

Recettes et inventaire au bout des trois années.

Sarrasin, 18 h. à l'hect., à 8, égale 144, mult. p. 20. 2,880 fr.
Froment, 20   —   à 17, égale 340, mult. p. 20. 6,800
Valeur des pailles. 1,200
Valeur des bœufs. 500
Valeur des outils. 120

11,500 fr.

» Ainsi les dépenses étant de 21,500 fr. et les recettes de 11,500 fr., chaque ferme de 20 hectares restera chargée de 10,000 fr. de frais de création : en d'autres termes, chaque hectare de terre, mis en valeur, constructions comprises, coûtera au Gouvernement 500 fr.

» En supposant que le Gouvernement voulût occuper 25,000 travailleurs pour mettre en valeur 50,000 hectares de terres incultes, il lui faudrait une avance de 50,750,000 fr. Au bout de trois années, on aurait une rentrée de 28,750,000 fr., par les récoltes et les valeurs d'inventaire existant.

» Sur 50,000 hectares de terre on pourrait avoir 2,500 fermes de 20 hectares chacune.

» Les colons sédentaires prendront alors la place des colonnes mobiles ; et l'avance qui restera s'élèvera sur ces 50,000 hectares à 25 millions, que les colons devront rembourser en vingt-cinq années, avec la perspective d'en demeurer ensuite propriétaires pléniers. On entrerait ainsi dans une voie nouvelle, qui, cette fois, serait enfin favorable aux cultivateurs.

» Comme les avances dont il est ici question constituent la valeur du sol, et non des capitaux d'exploitation, il sera important de n'amodier ces fermes qu'à des cultivateurs possédant en propre quelques capitaux, et qui leur serviront à faire marcher l'entreprise.

» Ce serait une grande faute, une erreur agricole très-grave, si, par une philanthropie mal entendue, on cherchait à placer des familles tout à fait pauvres dans ces fermes. Ces familles, n'ayant aucun moyen de marcher, laisseraient repousser partout les bruyères, après avoir profité du couvert et de la nourriture pendant un an ou deux.

» En mettant les fermes à l'enchère, avec certaines conditions de bonne exploitation, on trouvera certainement de nombreux preneurs; la perspective de la propriété sera un puissant stimulant.

» Presque tous les gouvernements de France se sont plu à enrichir les villes et leurs habitants; l'émigration des campagnes n'a donc rien d'étonnant, c'est pour moi un fait simple et naturel. La royauté a eu intérêt à commencer ce mouvement pour détruire la féodalité; le gouvernement de la république a intérêt, lui, à enrichir les campagnes, à augmenter la masse des subsistances. Il doit faire pour les champs ce que le gouvernement monarchique faisait pour les villes : offrir des emplois, des terres et des capitaux, et les campagnes se repeupleront '. »

M. Krantz, ingénieur des ponts et chaussées en France, a aussi publié récemment dans le même journal un excellent mémoire sur les colonies agricoles; et dans deux brochures, l'une *sur l'application de l'armée aux travaux publics*, l'autre *sur la création d'une armée de travaux publics*, il émet beaucoup d'idées qui, appliquées, rendraient de grands services à la Société.

Le gouvernement anglais a prêté, il y a un an, aux propriétaires des Trois-Royaumes, 75 millions de francs, à la condition qu'ils les emploieraient principalement au drainage de leurs terres humides et au défrichement des terres incultes. Cet argent a été enlevé de suite, et beaucoup d'amateurs se sont repentis d'arriver trop tard. Les preneurs de cet emprunt paieront, pendant vingt-deux ans, un intérêt de 6 1/2 o/o, qui amortira le capital, de manière qu'ils se trouveront libérés au bout de vingt-deux années.   J. R.

Je rapporte le projet de M. Rieffel pour les idées générales; dans tous ses détails il diffère nécessairement des résultats qu'on peut obtenir en Campine : ainsi à la 3ᵉ année on n'y pourra récolter du froment; le prix de l'hectare de bruyère est porté dans ce projet à 200 fr., tandis qu'il doit coûter beaucoup moins en Campine, etc.   P. J. M.

ARGUMENTS.

I.

On ne peut trop le répéter, il faut faire entrer les opérations de défrichement dans une voie toute différente à celle parcourue par l'agriculture actuelle, car il importe de poser des bornes au morcellement du sol. La petite culture a beaucoup de partisans en Belgique et, par cela même, il sera très-difficile de faire adopter des idées qui lui sont contraires.

Cette matière a été traitée par des hommes d'un mérite supérieur, et il ne leur a pas été mal aisé de démontrer que la petite culture est la ruine de toute économie rurale; cependant on peut faire de la petite culture sur une grande propriété, exemple ce qui se pratique en Irlande; mais c'est un cas exceptionnel, tandis que, lorsque la propriété est très-morcelée, il y a forcément petite culture. Au surplus, en louant par petites parcelles une grande propriété, elle ne présente guère tous les vices du morcellement, on peut encore maintenir un certain ordre dans les cultures, une certaine organisation dans la division : on aura des parcelles régulières, moins d'arbres, moins de haies, moins de fossés, etc.; ou bien ces arbres, ces haies, ces fossés, seront distribués de manière à nuire le moins possible à la culture et à la production; en outre, il y aura moins de querelles, moins de procès, moins de terrain et de temps perdus.

François de Neufchateau, dans ses *Voyages agronomiques*, raconte que, dans quelques communes de la Bourgogne, les habitants avaient tellement bien compris les inconvénients du morcellement, qu'ils firent expertiser leurs terres, puis effacer toutes les limites et partager alors le territoire; de manière que chacun eût ainsi un équivalent en morceaux plus grands et plus à sa portée.

En Allemagne, on pratique depuis peu un système à peu

près semblable. Près de Plauen, en Saxe, des réunions territoriales forcées ont eu pour résultat l'agglomération des parcelles qui aboutissent toutes, d'un côté, à un chemin d'exploitation et présentent ainsi, grâce aux bordures latérales gazonnées, l'aspect d'un damier irrégulier, non moins gracieux que commode pour toutes les opérations agricoles.

Ces réunions territoriales, ou agglomérations des parcelles d'un même propriétaire, sur une commune, par voie d'échange obligatoire, et moyennant compensation en argent, tendent à se multiplier en Allemagne, où elles produisent les résultats les plus avantageux, sous le rapport de l'économie et de la liberté d'exploitation.

Le Palatinat badois, la Hesse, le Nassau, quelques parties de la Prusse, en ont successivement adopté l'usage, d'après les conseils du célèbre professeur Burger. Dans le Nassau, ces réunions sont appliquées déjà, dit-on, à plus de 25,000 hectares sur 80 communes. On cite, entre autres, la commune de Hilgenroth, qui avait, avant la réunion, 1900 parcelles de terres et 900 de prés enchevêtrées, et qui les a réduites à 504 parcelles de terres et 154 de prés, par l'agglomération forcée, nommée *consolidation* dans le pays.[1]

En outre, diverses dispositions de la législation rurale de l'Allemagne fixent un minimum parcellaire; c'est ainsi, qu'en Prusse, une ordonnance de 1808 ne permet pas la division de certaines propriétés au-dessous de 10 morgens (2 hectares 55 ares).

Mais, vont crier les partisans d'une liberté illimitée, c'est là une atteinte au droit de propriété; vous voulez amener chez nous des dispositions législatives qui ne peuvent émaner que de Gouvernements absolus. Eh! mon Dieu, je ne veux rien, absolument rien, je cherche à montrer purement et simplement que le morcellement n'est pas une chose bien bonne,

---

[1] Royer, inspecteur-général de l'agriculture, *l'Agriculture allemande.*

et que, dans bien des pays, on en a compris les inconvénients.

Et quant au *droit de propriété*, l'exercice peut en être modifié par des lois, et la preuve c'est que le *régime de la propriété* n'est pas aujourd'hui ce qu'il était il y a un siècle. Au surplus, nous aurions alors en Belgique bien des lois contraires à ce droit, si l'on prenait toutes ces clameurs au sérieux. Ainsi, la loi qui oblige le riverain à curer les ruisseaux et rivières non navigables; la loi qui rend l'échenillage obligatoire; la loi du 15 avril 1843 relative à la police des chemins de fer, par laquelle, *sans indemnité aucune*, « il n'est permis de planter à l'avenir qu'à la distance de 20 mètres du franc bord des chemins de fer, pour les arbres à haute tige, et à la distance de six mètres pour les têtards et autres arbres »; la loi qui défend les constructions et même les réparations aux bâtiments dans le rayon des forteresses; la loi qui empêchait de défricher les forêts, celle d'expropriation forcée pour cause d'utilité publique, etc.

On voit où l'on irait avec un droit de propriété exclusif du sol, comme certains individus l'entendent : il n'y aurait plus de Société possible.

Toutes ces lois sont nécessairement restrictives de la jouissance de la propriété, et une loi qui s'opposerait à l'infinie division du sol ne serait pas plus une atteinte à ce droit; elle modifierait seulement le régime actuel de la propriété.

Or, est-il raisonnable de morceler le sol comme cela se voit dans certaines communes de France; MM. Mounier et Rubichon, dans leur excellent ouvrage, citent, comme exemple du morcellement du sol, la commune d'Argenteuil, dont la surface territoriale est de 1550 hectares, et qui est *divisée en* 56,885 *parcelles;* quelques-unes de ces parcelles n'ont pas plus de 45 et même de 40 centiares.

Dans ses *Voyages agronomiques*, ouvrage dédié à Napoléon, François de Neufchateau dit : « La répartition entre les propriétaires est si vicieuse, qu'un territoire, s'il est de cinq cents hectares en tout, se trouve formé communément de cinq à six mille parcelles, qui appartiennent à cinquante ou soixante particuliers. Par l'effet des morcellements et des partages successifs, les champs ont reçu les figures les plus défavorables ; leur longueur excède souvent cent fois leur largeur. Il y a des propriétés qui ne contiennent que deux ares ; il en est de moindres encore. »

II.

Pour remédier à cette excessive division du sol, il n'y a que l'association, car, raisonnablement, on ne peut créer une Société où il n'y aurait que de grands propriétaires ; il faut que l'ouvrier puisse acquérir une parcelle du sol aussi bien que le riche. Mais alors, pour éviter le morcellement, il faudrait constituer une propriété actionnaire, de manière à ce qu'elle puisse se transmettre, se vendre, se négocier, sans entraîner la division du sol.

Ce serait, du reste, ce qui se pratique pour l'industrie, pour les exploitations houillères, etc. Les industriels n'ont jamais l'intention de diviser leurs usines, leurs établissements, et d'en exploiter chacun isolement une parcelle ; au contraire, les différentes sociétés charbonnières tendent à se réunir pour arriver à une plus grande économie dans l'exploitation, et à un placement plus facile de leurs produits. Il arrivera un jour où chaque bassin houiller ne formera plus qu'une seule association ; il le faudra pour obtenir un bon système d'émergement.

Ce qu'on fait pour l'exploitation de la houille, pour la fabrication du fer, des étoffes, ne peut-on le faire pour l'exploitation du sol ? Personne ne voudra en contester la possibilité, puisque déjà il existe de nombreuses sociétés pour les irrigations. Ce qu'on fait pour l'irrigation on peut le faire

pour une autre culture. A ce sujet un cultivateur français,
M. Baudet-Dulary, ancien député, s'exprime comme suit :

« Supposons qu'après expertise et constatation des propriétés individuelles, ou, ce qui est beaucoup plus avantageux, après transformation en actions et coupons d'action [1],
cent ou cinquante familles conviennent d'exploiter la totalité
comme un seul grand domaine et de partager le produit en
raison de la mise de fonds et de travail de chaque associé ;
tous étant directement intéressés au succès, ils réuniront
les avantages de la grande et de la petite culture. Les plus
capables sont élus directeurs, les autres les secondent suivant leurs aptitudes ; au lieu de trente mauvais attelages,
on en a dix bons ; au lieu de deux ou trois centaines de
mauvais instruments, vingt ou trente bons. Les bestiaux
mieux nourris, mieux soignés, produisent davantage. Les
vaches, naguère si mal gardées par des tas de femmes et d'enfants, n'errent plus le long des routes, perdant leurs *feces*
et causant de continuels dégâts. De grandes et saines étables, de vastes greniers remplaceront successivement tous
les petits greniers, toutes les misérables étables. Les grains
et les fourrages seront mieux conservés, les fumiers meilleurs et plus abondants.

» Les ventes se feront en temps opportuns à de bonnes
conditions ; il en sera de même des achats : on s'approvi-
sionnera directement en gros, et tant d'hommes et de femmes
n'iront plus si souvent perdre des journées au marché. La
Société tâchera de donner elle-même à ses produits la plus
grande valeur vénale par des transformations de pâtisserie,
charcuterie, conserves,... féculerie,... vanerie... Elle entre-
prendra les industries appropriées aux besoins et aux res-

[1] La propriété actionnaire si commode, si facilement transmissible, est
celle que préfèrent les banquiers et tous ceux qui entendent les affaires. Les
coupons fourniront à l'ouvrier le meilleur placement de ses épargnes : il
pourra ainsi devenir co-propriétaire du domaine qu'il féconde.   B.-D.

sources locales, charronnage, forge... Elle trouvera des emplois pour les forces et les aptitudes de tous ses membres, femmes, vieillards et enfants.

» Nos gens auront voulu avoir, comme déjà cela existe dans plusieurs villages, un grand four banal où l'on cuira pour tous deux fois par semaine, au lieu de cinquante fours où cinquante femmes cuisent une fois par mois de mauvais pain. »

On va se récrier sur cette idée de constituer le sol en propriété actionnaire; cependant, le système hypothécaire n'est pas autre chose, à le bien considérer; mais le système actuel a de fâcheuses conséquences, car une propriété hypothéquée pour une faible part de sa valeur n'appartient plus, pour ainsi dire, au véritable propriétaire; il est complétement sous la tutelle, sous le pouvoir de son prêteur; il ne peut plus disposer de sa propriété, et il lui arrive même de ne pouvoir en tirer tout le revenu possible. Ce système conduit donc à la destruction de la propriété; aussi de toutes parts on demande une réforme hypothécaire, et tous les économistes réclament des institutions de crédit qui mobilisent en quelque sorte la propriété foncière et ses produits. C'est bien là constituer le sol en propriété actionnaire.

D'ailleurs, on sait que la majeure partie des petits propriétaires ne le sont, pour ainsi dire, que de nom; souvent ils achètent en hypothéquant; et il est prouvé, par des documents officiels, que plus du tiers des revenus de la France, par exemple, est absorbé par les hypothèques; et ces emprunts hypothécaires, qui tendent incessamment à s'accroître, ne donnent lieu qu'à des procès, qu'à des frais judiciaires, qui amènent très-souvent la ruine des emprunteurs.

Il serait donc préférable d'avoir un titre, une action de propriété, que l'on pourrait négocier aisément, et qui pourrait ainsi passer en d'autres mains sans la moindre difficulté, et sans nuire à la bonne culture du sol.

III.

Ces idées sont donc éminemment pacifiques et organisatrices; mais néanmoins on commettrait une grande faute si on voulait les réaliser toutes immédiatement et par force de loi. Il faut, au contraire, y arriver peu à peu, par transition, en donnant aux individus le temps d'apprécier et de reconnaître l'utilité de ces réformes : résultat que l'on obtiendra par l'instruction, par l'établissement de bibliothèques communales, par la publication dans les campagnes, par les soins du Gouvernement, d'écrits traitant de toutes ces matières.

S'il faut procéder sous ce rapport avec lenteur pour les terrains cultivés, il n'en est pas de même pour les défrichements ; en effet, on peut arriver là aisément à l'agglomération des propriétés. Je dis agglomération et non concentration; ces deux termes sont loins d'être synonymes et d'avoir les mêmes conséquences. « Nous voulons le morcellement, a dit M. Ledru-Rollin (séance de l'Assemblée nationale du 25 août 1848) parce que nous savons par expérience que les grands États périssent par la concentration de la propriété. »

Un célèbre économiste anglais, Malthus, est d'une opinion contraire; il assure que « si une pareille législation (celle qui permet l'éparpillement du sol dans une quantité de mains) reste en vigueur, et que si l'on ne trouve pas moyen de l'éluder, il y a tout lieu de supposer que, dans cent ans d'ici, le pays soumis à son action sera aussi remarquable par son extrême pauvreté que par l'extrême légalisation de la propriété. Il n'y aura de riches que ceux qui recevront des traitements de l'Etat. » Le *Quarterly Rivieuw* dit que « la seule base solide d'un bon Gouvernement et de la propriété nationale est une large aristocratie territoriale. » M. le comte de Gasparin partage à peu près les mêmes idées. «... Sous le rapport politique je crains, dit-il, que la petite propriété, tout en étant une garantie d'ordre, elle n'en soit pas une pour les institutions libres. Quand la propriété est nivelée sous de petites proportions, elle devient incapable de se défendre. L'atelier de la culture est trop vaste et trop disséminé pour que les efforts des ouvriers puissent se combiner, pour que leurs plaintes soient simultanées et unanimes. Les cultivateurs sont isolés, et la tyrannie les prend un à un, sans bruit, sans retentissement, soit qu'elle leur demande leurs enfants, soit qu'elle leur ravisse leurs récoltes, soit qu'elle s'en prenne à leur conscience. Les grands propriétaires seuls ont la force, l'intelligence, le pouvoir de s'entendre, de se grouper et de former un rempart suffisant pour garantir les droits de tous. En l'absence de grandes fortunes territoriales, les fortunes industrielles, qui continuent à se former, parce que l'industrie, à rebours de l'agriculture, se concentre sans cesse, imposeront des lois peu favorables aux cultivateurs qui subiront le joug. Le danger est là, et non dans une prétendue aristocratie de propriétaires que l'école qui usurpe le nom de libérale, voudrait faire passer sous le niveau, comme si une égalité de faiblesse pouvait être un appui pour la liberté. Selon nous, il serait utile, même à la petite propriété, que la grande propriété qui existe encore pût se sauver. »

En Angleterre on a une peur très-grande du morcellement : le *Quarterly Rivieuw*, dans un article sur les effets de la division du sol en France, montre combien dans ce pays on se préoccupe de « cette doctrine pernicieuse reproduite depuis quelque temps sous toutes les formes, depuis les lourds volumes des libres échangistes, jusqu'aux feuilles incendiaires des chartistes, des ligueurs et des niveleurs. »

« Quoi qu'il en soit, dit l'auteur de cet article, si l'on n'avise pas à quelque moyen de couper court au progrès de cette *lèpre dévorante* du partage et du *morcellement*, nous ne saurions , en présence des faits que nous avons devant les yeux , assigner une limite aux dangers auxquels se trouvera exposé le pays avant qu'un grand nombre d'années se soient écoulées. »

L'article dont ce passage est extrait fait une guerre très heureuse au morcellement. Et ses arguments sont marqués , sous ce rapport, au coin de la raison , quoique cependant ils tendent vers la concentration de la propriété dans quelques mains.

L'école économiste anglaise tend généralement vers le monopole territorial , vers la féodalité industrielle et financière , tandis que les économistes français réclamant la libre concurrence , la liberté absolue, sont conduits à admettre l'infinie division du sol. Ces écoles font donc fausse route , et les théories de l'une ne sont pas plus admissibles que celles de l'autre.

Un publiciste français très estimé , M. Francis Wey, résume très-bien , dans l'*Illustration*, les inconvénient de l'un et l'autre de ces systèmes. « Absorbée par un petit nombre de privilégiés , elle (la propriété) laisserait déshéritée et appauvrie la masse des citoyens ; monopolisée par l'État , elle substituerait à l'émulation , à l'indépendance , la plus abrutissante des tyrannies. Divisée entre tous et par parts égales , elle ne profiterait à personne et mettrait chacun aux prises avec la faim... De là la nécessité , à mesure que les sociétés se peuplent davantage, de proportionner le nombre des propriétaires à celui des habitants du sol ; c'est-à-dire de faciliter la multiplication des premiers en favorisant la division du sol , et en conférant à chacun la faculté de parvenir à posséder.

» C'est pour ce motif que les sociétés au fur et à mesure de leur accroissement doivent tendre , et tendent inévitablement , à consolider, à cimenter *le droit d'user* de la terre, ce qui est la base de la propriété , et à restreindre la *faculté d'abuser*, qui établit et consacre le privilége en conduisant au monopole.

» Il y a un équilibre à trouver, parce que le monopole excessif, comme la division absolue, conduit également à la ruine générale et à la famine. »

Il est inutile de s'étendre davantage sur ce sujet pour prouver que sous le rapport politique et social, il importe d'arriver à l'établissement d'institutions qui mettent des bornes au morcellement, tout en permettant néanmoins à toutes les fortunes de devenir propriétaires, c'est-à-dire, de faire des placements de fonds sur la propriété territoriale.

Mais ces placements doivent être entourés de tant de facilités, de garanties, que l'on puisse faire disparaître un régime de propriété résumé par ce vieux proverbe : *qui terre a, guerre a.*

IV.

La division des propriétés est tout aussi pernicieuse sous le rapport agricole. En effet, la dispersion des parcelles entraîne une immense perte de temps au cultivateur, et partant une augmentation dans les frais de culture, déjà très difficile ; exige des chemins multipliés, l'établissement de servitudes ; empêche l'abord, à certaines époques, aux terrains enclavés, quoiqu'il faille payer, en temps de labourage et de récolte, une indemnité au propriétaire sur le terrain duquel il faut passer ; enfin, outre l'impossibilité de surveiller les récoltes, l'éparpillement des parcelles amène inévitablement une quantité de discussions, facilite les anticipations, même sur des terrains bornés à grands frais, occasionne une grande déperdition de semences, et des dégâts notables sur les terres ensemencées avant celles enclavées.

D'un autre côté, le morcellement amène la petite culture, ou la culture jardinière, qui, à la vérité, produit autant que la grande certaines denrées, telles que pommes de terre, céréales; mais qui cependant ne permet pas l'établissement de grands assolements, de grands systèmes agricoles basés sur l'élève des chevaux, sur l'engraissement de la race bovine, ovine, etc. Au surplus, cette culture jardinière tend constamment à remplacer par la pomme de terre tous les autres produits; et les cultures qui exigeraient quelque dépense, quelqu'avance de fonds, lui sont impossibles. Le résultat définitif de cette culture est l'appauvrissement du sol par défaut d'engrais ou d'amendement.

« La subdivision des terres, dit F. De Neufchâteau, est un des principaux obstacles qui s'opposent aux progrès de l'agriculture; le plus grand service qu'on puisse rendre au premier des arts, serait le moyen de lever cet obstacle et d'en atténuer l'effet [1]. »

« Les terres de quantité de villages et paroisses, que j'ai eu occasion de voir par moi-même, sont distribuées d'une manière si désavantageuse pour leur culture, qu'on n'aurait pu faire pire si on l'avait fait exprès. Naturellement on se serait attendu à trouver les terres de chaque propriétaire rassemblées en un même lieu; mais loin de là. Si un héritage est de cent arpens, il faut aller les chercher en trente ou quarante places différentes; quelquefois à une grande distance, où ils sont mêlés avec d'autres par morceaux d'un petit nombre d'arpents. C'est un extrême inconvénient pour tous, car il faut que réciproquement chacun passe journellement sur les terres de son voisin pour labourer, semer, moissonner les siennes : les labours se croissent en différents sens, forment de tous côtés des pointes et des haches qui augmentent le travail et perdent toujours du terrain. Quelques morceaux

[1] *Voyages agronomiques*, etc. Paris 1806.

même sont si petits qu'ils ne valent pas la peine d'y
transporter les charrues aussi souvent qu'il serait nécessaire [1]. »

Cet état morcelé de la propriété territoriale est donc une
chose fâcheuse sous tous les rapports, et elle est même destructive de tout état de Société; car chaque famille veut
produire tous les objets nécessaires à sa propre consommation
et tend ainsi à la destruction des échanges et partant du
commerce.

MM. Mounier et Rubichon constatent cet état de choses en
ces termes : « Nous avons 2,000,000 de familles de paysans
qui, pour se nourrir, consomment ce qu'ils produisent. Mais
pour cette nourriture, il leur faut un morceau de vigne, un
morceau de terre pour cultiver du grain, un autre pour les
légumes, un autre pour tenir une chèvre, et ces terrains ne
peuvent être contigus, car il faut une parcelle au sommet,
du coteau pour la vigne, et l'autre au bord de la rivière pour
l'herbe. »

Voilà donc 2,000,000 de familles, de propriétaires,
vivant à peu près comme les écureuils, qui ne tiennent pour
ainsi dire en rien dans la Société, qu'aucune relation d'intérêt
ne met en rapport avec d'autres familles, et chez qui le principe si fécond et si éminemment social de la division du
travail est complètement inconnu.

Voilà donc 2,000,000 de familles poussées ainsi vers l'in-
différence et la paresse, qui cultivent toujours les mêmes produits, qui ne peuvent établir un bon assolement, qui doivent
être livrées à toutes les horreurs de la faim dans une année
où leurs récoltes auront manqué, vouées à un travail abrutis-
sant, résultat de l'isolement et de l'aveugle routine.

[1] Pattullo, *Essai sur l'amélioration des terres*. Paris, 1765.

V.

Qu'on vienne parler dans une contrée où le sol est en de pareilles mains, des progrès agricoles, des découvertes faites par les savants, de l'emploi rationnel des engrais, de l'alternance des cultures, de l'application des machines aux travaux de l'agriculture, enfin de tous les grands problèmes que la science étudie pour augmenter la production avec moins de force et moins de dépenses, on sera traité de fou, sinon lapidé !

Comment, vous dira-t-on, appliquer des machines à l'agriculture, faire des économies sur le travail ; mais c'est augmenter la misère, mais c'est agrandir cette affreuse plaie de notre Société, le paupérisme. Laissez donc l'homme courbé sur sa bêche, laissez-lui son fléau barbare, car tous ces instruments des temps primitifs augmentent le travail et donnent ainsi du pain à l'ouvrier.

Arrière donc les charrues à vapeur, les machines à battre, les semoirs, les moulins. Non, plus même de charrues traînées par des chevaux ; mais vivent la bêche, le rateau ; vive les charrues traînées par les hommes [1] ; telle est la loi providentielle. Oh ! intelligence ! oh ! génie humain ! sois maudit ! tu n'as produit que des désastres, et tes découvertes, que tu crois sublimes, ne sont qu'un fruit de Satan !

D'autres, plus sensés et plus sages, vous diront : oui les instruments, perfectionnés, les machines, peuvent rendre de grands services ; ils peuvent diminuer notre labeur de tous

---

[1] Les journaux français nous ont rapporté dernièrement une scène digne des méditations des hommes d'État : « Le Comice agricole de Givors (Loire) a été signalé par une scène qui a vivement impressionné tous les assistants. Au moment où 26 attelages de bœufs allaient entrer en lice pour se disputer le prix du labour, on vit s'avancer une charrue traînée par 14 ouvriers mineurs qui venaient supplier les juges du comice de leur permettre de prendre part au concours, ce moyen d'existence devant être bientôt leur unique ressource pour faire vivre leurs familles. »

les jours, ils peuvent faire plus régulièrement et plus vite
que nous-mêmes les différents travaux, nous permettre de
soigner davantage certaines parties de notre industrie, de
varier nos occupations; mais nos champs sont trop petits;
ces instruments sont trop coûteux; leurs prix ne sont pas en
rapport avec l'importance de nos exploitations.

Ce raisonnement est la conséquence du morcellement, et
certes, il y a peu d'agriculteurs en Belgique qui puissent tenir
un autre langage. Cependant quelques grands propriétaires
de la Hesbaye possèdent déjà les meilleurs instruments agricoles nouveaux, et font même usage de machines à battre.

« Il est impossible, dit M. le comte De Gasparin, en parlant
du battage au fléau, de contempler le spectacle de ce pénible
travail longtemps continué, sans être porté, par un sentiment
d'humanité, à lui substituer un procédé qui délivre l'homme
d'un tel assujettissement. Les peuples du midi l'avaient fait en
adoptant le dépiquage. Ce reste de pratiques barbares, qui
considèrent l'homme comme une force brute, devait disparaître devant les progrès de la civilisation qui tend à relever
notre espèce et devant ceux de la mécanique qui en fournit
les moyens. Mais en faisant abstraction de ces hautes considérations morales, les raisons agricoles ne manquent pas
pour établir les avantages qu'il y a à substituer un autre mode
au battage au fléau [1]. »

Il faudra bien du temps pour substituer en Belgique au fléau
les machines à battre; dans les petites fermes c'est imposi-
ble. C'est pour cela qu'il faut préconiser l'association; en effet,
plusieurs petits fermiers pourraient s'associer pour acheter
une machine à battre en proportionnant la mise de chacun
avec l'étendue de sa ferme : ou bien, chaque associé paierait
tant par heure de travail de la machine, ou par jour de loyer,
et la somme ainsi obtenue serait répartie en proportion des

[1] *Cours d'agriculture*, tome III, page 227.

mises de chaque associé. En outre, la machine pourrait être louée à d'autres cultivateurs de la commune, et, de cette manière, elle constituerait un bon placement de fonds.

Les avantages du principe de l'association ainsi constatés, elle ne tarderait pas à prendre de plus grandes proportions.

L'idée de l'emploi des charrues à vapeur va faire hausser de pitié les épaules aux cultivateurs stationnaires, sans qu'ils se donnent même la peine d'examiner la question ; et immédiatement ils vont vous lancer les épithètes de rêve-creux et d'*agriculteur de la ville*, peut-être voudront-ils bien ne vous taxer que de théoricien.

Cependant si vous insistez, le dialogue suivant s'établira :

Le cultivateur : Que ferons-nous de nos chevaux ?

Le théoricien : Pourquoi avez-vous des chevaux ?

Le cultivateur : Eh! parbleu, pour labourer la terre ; pour transporter les récoltes, les engrais ; pour conduire nos denrées au marché.

Le théoricien : Mais si vous parvenez à labourer la terre avec une machine, vous n'aurez plus besoin de tant de chevaux.

Le cultivateur : Je vois bien que vous n'y entendez rien ; il nous faudra toujours à peu près la même quantité de chevaux, parce que le labour, le transport des récoltes et des engrais ne se font pas en même temps. Il est bien vrai qu'on fait quelquefois ces trois choses à la fois, et que si l'on ne devait pas labourer on pourrait peut-être bien se passer de quelques chevaux ; mais alors nous n'aurions pas assez d'engrais, à moins que vous ne vouliez cultiver sans fumier.

Le théoricien : Il ne s'agit pas de cultiver sans fumier, au contraire ; avec moins de chevaux vous en aurez davantage...

Le cultivateur : Ah! voilà qui est curieux, apprenez-moi donc ce grand secret, je serais bien vite riche.

Le théoricien : Attendez, ne m'interrompez plus, laissez-moi achever et posons bien les questions.

Vous convenez donc que si vous n'aviez qu'à transporter que vos engrais sur vos terres, que vos récoltes dans vos granges, et que vos denrées au marché, sans avoir besoin de labourer, vous pourriez-vous passer de quelques chevaux ?

— Oui.

— Or, comme chaque cheval revient à environ 1000 fr. par an, tout compris, avec domestique, etc., ce serait donc quelques mille francs d'économie.

— Oui ; mais la machine doit être alimentée, réparée, etc.

— C'est vrai, mais vos chevaux doivent être élevés pendant 3 ou 4 ans avant de travailler, ou doivent être achetés, peuvent devenir malades, ou mourir; vos chevaux coûtent bien plus qu'une machine. C'est, du reste, un point jugé : le travail des machines est bien plus économique que celui des chevaux, enfin il offre sous tous les rapports des avantages certains.

D'un autre côté, supposez les chemins vicinaux bien solides et bien entretenus, et qu'en tous temps vous puissiez y circuler comme sur les routes ; supposez de petits chemins de fer dans toutes les directions où de petites locomotives feraient les transports ; supposez que toutes les rivières et même les ruisseaux soient rendus navigables pour de petits bateaux ; supposez enfin que vous vous arrangiez avec un voisin pour transporter ensemble en ville votre sac de grain avec le sien, pour quel sac de grain vous deviez employer vous et votre voisin chacun un cheval et une charrette, tandis qu'un seul cheval pourrait transporter trois sacs; eh bien alors, dites-moi, auriez-vous encore besoin de tant de chevaux.

Le cultivateur : Certainement non, et il m'en faudrait bien peu, si tout cela était comme vous dites; je ferais une économie en chevaux, mais je n'aurais plus d'engrais, et mes terres n'étant plus fumées ne donneront plus de récoltes.

Le théoricien : Je vois que nous sommes bien près de nous entendre; encore un mot et nous serons entièrement d'accord.

Vous savez qu'on peut remplacer en partie les engrais de ferme par d'autres substances ; qu'il y a une quantité de matières qui peuvent servir d'engrais, et qu'on n'emploie pas maintenant ; vous savez qu'on laisse perdre dans les villes des masses énormes de matières fertilisantes ; vous savez que la chimie a la prétention de fabriquer des engrais et qu'elle dit même qu'on pourra se passer entièrement des fumiers des bestiaux. Je vous vois sourire à cette dernière assertion, et vous avez raison. Je suis d'accord avec vous, il ne faut jamais pousser les choses à l'absolu. Je ne veux pas vous dire que toutes ces matières devront remplacer les fumiers, mais seulement y suppléer ; vous trouverez donc là un moyen de fumer vos terres à meilleur compte qu'en gardant des chevaux pour fabriquer de l'engrais et en leur faisant consommer en guise de machine à engrais les produits de votre terre.

Au surplus, sachez bien qu'il ne s'agit même pas de réduire la quantité de fumier ; au contraire, toutes vos pailles seront consommées et employées en litière ; au lieu de quelques chevaux de moins, vous aurez quelques bœufs, vaches et moutons de plus, qui se nourrissent facilement et qui vous permettront de faire de l'argent, tout en augmentant la production des denrées alimentaires pour le pays.

Vous voyez donc quelle révolution peut faire une charrue à vapeur.

Le cultivateur : Je comprends que tout ce que vous dites-là est vrai, et qu'en effet on peut améliorer ce qui existe, que nous n'avons guère atteint la perfection. Aussi, je ne serai plus si incrédule ; mais je ne verrai jamais le temps où toutes ces améliorations seront établies.

Le théoricien : Et pourquoi pas? si on voulait y mettre tous un peu de bonne volonté, tous ces travaux donneraient de l'ouvrage aux ouvriers, diminueraient donc la misère, et par conséquent les chances de révolution ; vous ne devriez plus faire l'aumône ; vos terres rapporteraient plus et seraient mieux et plus facilement cultivées ; les denrées de toutes espèces seraient moins rares et moins chères ; et l'ouvrier en se nourrissant mieux serait plus fort et aurait plus de plaisir à travailler.

Il y aurait donc gain de tous côtés ; et vous voyez que la machine à labourer, au lieu de nuire au propriétaire, au fermier et à l'ouvrier, serait utile à tous.

Et c'est ainsi que tout se lie dans la Société, et qu'une amélioration sociale quelconque ne peut se faire isolément ; il faut que l'on procède toujours en mode composé, autrement l'amélioration ne produit en définitive aucun résultat, ou amène des tiraillements dans une autre partie de la machine sociale.

Cette immense question de l'organisation du travail qui préoccupe si vivement les esprits, ne pourra être résolue si l'on ne l'envisage que d'un côté ; on ne peut organiser le travail ni dans l'industrie seule, ni dans l'agriculture seule ; mais seulement en même temps dans ces deux branches de la richesse publique : elles doivent se prêter un mutuel appui. « Il faut, disait l'*Indépendance*, il y a quelques jours, que le *commerce et l'industrie se pondèrent*, si l'on veut *harmoniser les intérêts.* »

VI.

Dans le dialogue précédent il vient d'être parlé de charrues à vapeur ; je dois dire quelques mots sur ce sujet.

Les machines de ce genre sont encore dans l'enfance de l'art ; néanmoins les journaux français nous ont donné dernièrement la relation d'expériences faites près de Paris avec une charrue à vapeur ; les résultats obtenus, quoique imparfaits, ont démontré de la manière la plus évidente la possibilité de labourer la terre par ce moyen.

Cette machine qui fait subir à la terre une préparation semblable au *béchage* peut subir encore des modifications.

Je me suis également préoccupé de l'introduction dans l'agriculture d'instruments de labourage mus par la vapeur, et je pense avoir trouvé la loi d'après laquelle la charrue doit être construite ; si je ne me trompe, l'hélice en est le point fondamental ; c'est par son secours qu'il faut travailler la terre et faire avancer la machine même. Ainsi les labours profonds seront aussi faciles que les superficiels, et les défoncements n'offriront pas plus de difficultés.

J'avais pensé construire une charrue non à vapeur reposant sur le même principe, pour l'exposition ; mais le temps m'a manqué pour la construction et pour les expériences qui doivent me donner la valeur de ma découverte. Je ne sais encore si je pourrais utiliser l'hélice à une charrue traînée par des chevaux.

Une charrue à hélice ayant l'homme pour moteur ne serait pas un perfectionnement agricole ; car il faut dit, M. le comte De Gasparin « substituer le plus qu'on peut le travail des moteurs inanimés et des animaux à celui de l'homme dans tous les ouvrages qui exigent le développement excessif de la force ; lui réserver ceux où l'intelligence doit jouer un grand rôle, c'est l'affranchir de ce que la nécessité du travail présente de plus rebutant ; le tirer de l'abrutissement où l'avait plongé la fonction d'agent exclusivement mécanique, et l'inviter à la culture de son esprit qui se trouve étouffé par le travail corporel. »

J'ai donc renoncé à construire cette charrue, malgré les encouragements bienveillants de M. le Ministre de l'intérieur, mais j'espère cependant que le temps n'est pas éloigné où il sera possible d'employer à l'agriculture des moteurs puissants ; et si mes idées prévalaient en Campine les charrues à vapeur pourraient rendre de grands services.

C'est se bercer d'illusions dans notre état de morcellement social et agricole que d'espérer un emploi rationnel des moteurs.

Voyons donc comment on pourrait en sortir.

VII.

On peut tirer de ce qui précède les conclusions suivantes :

« 1° Que le morcellement du sol est en lui-même très-fâcheux, et que la dernière conséquence des subdivisions territoriales serait l'anéantissement de l'agriculture ;

» 2° Que le système des grands domaines se prête merveilleusement, au contraire, à une bonne gestion, à toutes les améliorations et à toutes les économies qu'on peut introduire dans l'agriculture ;

» 3° Que la division des grands domaines de l'ancien régime a mis en évidence la puissance de l'esprit de propriété, qui transforme en travailleur zélé, quand il est appelé à travailler pour son propre compte, le même homme, qui n'était qu'un pauvre, un triste et paresseux champion, lorsqu'il travaillait, comme salarié, pour le compte du propriétaire. »

De ces conclusions découle nécessairement ce principe qu'il faut intéresser le salarié à la production ; qu'il faut associer les petits propriétaires pour arriver à l'établissement des grands domaines où la culture se fera d'après les lois de la science et de l'économie rurale.

Ce résultat sera, je le sais, difficilement atteint dans les parties du pays livrées depuis longtemps à la culture, et partout soumises à toutes les habitudes du morcellement ; mais en Campine, pour les défrichements, il n'en est pas de même. On peut y former des associations de petits propriétaires à côté des grandes fermes exploitées par ou pour les grands propriétaires, à côté des différentes colonies, à côté même de petites fermes exploitées par un propriétaire de fortune moyenne.

Si l'on pouvait mettre ainsi à côté les uns des autres ces différents systèmes d'exploitation du sol, on en retirerait des enseignements bien utiles pour la Société.

VIII.

En terminant ce chapitre je ne puis me dispenser de rapporter quelques passages de la brochure de M. de Monseignat, *sur le morcellement.*

« Cet obstacle, (« celui qui a empêché et empêchera toujours toute amélioration notable en agriculture ») que quelques-uns ont déjà entrevu mais trop faiblement signalé, nous paraît être, d'une part, le morcellement du sol, qui va se divisant à l'infini, de l'autre les difficultés qu'offre le personnel nécessairement employé dans l'exploitation.

» ... Le sol est tellement fractionné que des milliers de familles de cultivateurs doivent retirer du lambeau de ce sol qui leur est échu la subsistance de leur famille ; naturellement ils font leurs efforts pour obtenir de leur lot, avant tout, les objets de première nécessité, quelles que soient la nature, la position, la qualité de ce sol. On ne peut pas les blâmer. Mais qu'en résulte-t-il ? C'est qu'aucune vue d'ensemble ne peut être prise par la science, c'est qu'aucune mesure générale ayant effet sur toutes les parties du pays qu'elle devrait embrasser ne peut recevoir d'application, c'est que les meilleures idées, les progrès les plus rationnels et les plus pressants, sont ainsi nécessairement paralysés. Cette loi de la nécessité, qui pèse sur chacun, l'empêche de comprendre ou d'adopter ce qui est bon en soi, mais qui ne peut convenir à celui qui, vivant au jour le jour, n'a pas la faculté d'attendre les résultats lointains d'un nouveau mode de culture. Il est réfractaire à tout changement : ce changement compromettrait son existence, il continue par force ses errements anciens. La majorité résiste ainsi et c'est en vain que quelques propriétaires aisés font isolément des tentatives hasardées, mal conçues, mal exécutées, et qui manquent avant tout d'une condition de succès, celle de ne pas se produire ainsi fortuitement au gré du caprice ou de l'ignorance.

» ... Pourquoi donc, relativement à l'élève des chevaux, sommes-nous si en arrière de nos voisins ? Toujours, hélas ! par la même cause. Comment pouvoir, en effet, espérer quelque amélioration dans cette branche de l'industrie agricole, au point où en est arrivée la division irrationnelle du sol ? Pour élever des chevaux il faut des avances considérables, des écuries, un personnel ; surtout il faut de vastes prairies, et tout cela, de jour en jour, tend à disparaître.

» ... Dans beaucoup de localités, on a remplacé le cheval de trait par le bœuf, moins exigeant pour la nourriture, pour les soins quotidiens, représentant un capital qui ne dépérit pas, qui s'accroît même dans la plupart des cas.

» ... Dans les pays où les conditions sont plus défavorables encore, au bœuf on substitue la vache, puis la vache devient inutile ou plutôt on ne possède pas de quoi la nourrir, et la bêche remplace les instruments accélérateurs ; et toutes les découvertes de la mécanique, tous les progrès des arts, les plus belles conquêtes des hommes, deviennent inutiles au plus grand nombre d'entre eux.

» ... Tamisez à l'égal du nôtre le sol de la Grande-Bretagne, et vous verrez ses belles races bientôt diminuer et s'abâtardir.

» ... Ce qui est vrai à l'égard du cheval l'est aussi pour les races bovines et ovines.

» ... Avec la question des irrigations, celle du *crédit agricole* a le pouvoir de fixer l'attention des hommes qui se préoccupent des intérêts de l'agriculture ; de tous côtés, on entend proclamer la nécessité des *banques agricoles* où les cultivateurs iraient puiser, à un intérêt plus modéré, des capitaux qui sont pour eux à un prix exorbitant.

» ... La question des banques ne sera pas épuisée ; on n'en aura pas reconnu l'inefficacité qu'on verra poindre celle du reboisement. A ce sujet naîtront encore de superbes théories, de belles espérances, et cependant si l'on veut réfléchir on se convaincra bientôt de l'impossibilité qu'il y a de reboiser le sol de la France dans l'état parcellaire où il se trouve.

» ... Il est temps, sans doute, de chercher à empêcher le retour de semblables désastres ; mais que faire ? — *Conseiller* les plantations, donner des primes aux planteurs, faire dire par tous les comices de France que le moment de replanter est venu. — Fort bien ; voilà probablement ce qui sera fait, et le reboisement ne s'opérera pas.

» ... Les conseils, en agriculture, ne sont suivis que lorsqu'ils sont applicables et profitables. De même qu'on a eu beau dire qu'il fallait se livrer à l'élève des chevaux, et qu'on n'a pas élevé de chevaux, de même qu'on n'irrigue pas là où l'irrigation est possible, malgré l'avis des irrigants, de même on ne reboisera pas, quoiqu'on s'évertue à répéter sur tous les tons qu'il faut reboiser. Si c'est une si bonne chose, pourquoi plante-t-on si peu ? — Eh ! mon Dieu ! parce que vous dites de planter des arbres tout juste à ceux-là même qui les ont arrachés ; la raison pour laquelle ils ont défriché subsiste plus forte que jamais. Voyez pourquoi ils ont abattu les arbres, et vous saurez ce qui les empêche d'en replanter.

» ... Les primes feront-elles mieux que les avis ? Nous ne voulons pas ici nous livrer à une dissertation sur le système de primes, sur leurs avantages et leurs inconvénients ; mais, telles qu'elles sont conçues, nous leur trouvons beaucoup d'inconvénients et très-peu d'avantages. Elles pèchent sur une base essentielle, en ce sens qu'elles sont presque toujours accordées, nous ne vou drions pas dire injustement, mais irrationnellement. Sans contredit, c'est le plus riche qui pourra présenter au concours les plus beaux animaux, les meilleurs attelages, les meilleures charrues, et vous lui rendrez une partie du prix qu'il aura mis à l'achat de l'objet primé. Remarquez que ce n'est presque jamais en vue de la prime qu'on agit ; la prime créée, si l'on se trouve dans les conditions voulues, on se présente, voilà tout. Celui qui écrit ces lignes a été primé par la Société d'encouragement pour avoir notamment planté une surface de plus de trente hectares de terrain en pente ; il est très-flatté d'avoir été distingué par la Société d'encouragement, mais on concevra que l'appât d'une médaille n'ait pas dû être pour beaucoup dans la persévérance qu'il avait mise à faire de grandes plantations.

» ... Nous avons vu que, par l'effet fatal du morcellement, les questions d'économie publique qui touchent au plus haut degré à la prospérité générale ne peuvent trouver une solution satisfaisante ; les mêmes difficultés se présentent si nous considérons l'agriculture dans les détails les plus pratiques.

» ... Nous connaissons des localités où l'on est obligé de renoncer à la culture jardinière dans les endroits non clos, si l'on ne veut s'astreindre à monter la garde pendant la nuit à l'époque de la maturité des fruits. Et c'est un pareil état de choses qu'on voudrait conserver ! Cela n'est pas admissible.

» ... Il ne faudrait pas, comme l'ont fait quelques hommes, et des mieux placés, se laisser abuser par un semblant d'augmentation dans les produits de la petite culture. Sans doute, sur une parcelle de champ que le petit propriétaire vient soigner avec amour pendant toute l'année, la récolte sera plus abondante que si cette parcelle avait été confondue dans l'ensemble d'une vaste exploitation ; mais d'une exploitation telle qu'on la voit, telle qu'elle est aujourd'hui, et non telle qu'elle devrait être, car si vous pouviez arriver à donner aux agents de la grande ferme le même zèle, la même ardeur au travail que possède le petit tenancier, vous auriez un résultat égal sur chaque partie , et quels bénéfices sur la totalité, en mettant seulement en ligne de compte la diminution dans les dépenses. Il est bon de se prémunir contre ce mirage décevant et de ne pas s'arrêter à la surface des choses.

» ... *L'Alsace et la Limagne d'Auvergne sont la perfection de la petite culture. Supposez donc un instant toute la France arrivée à ce degré de* PER- FECTION , *et vous verrez comme vous serez riches en animaux de trait , en viande de boucherie , en chevaux , en troupeaux et en forêts ! Nous préserve le Ciel d'un pareil bonheur !*

. » ... Toutes les industries devraient être solidaires : pourquoi sacrifier l'une aux dépens de l'autre : est-ce que l'agriculteur peut se passer du manufacturier, et réciproquement? pourquoi donc une guerre éternelle et ruineuse? avez-vous une loi nouvelle pour réglementer et faire vivre ensemble tous ces grands intérêts , ou bien , vous retranchant derrière cette économie anti-libérale des libéraux de la Restauration , direz-vous : « Laissez faire, laissez passer? » comme les liquides, toutes les marchandises se nivellent, et vont là où le besoin s'en fait sentir. — Oui, laissez faire la fraude, l'agiotage, la concurrence, la banqueroute : tout se nivelle avec le niveau du désordre et de la misère.

» ... Nous le savons , dans tous les partis, il y a des hommes d'intelligence et de cœur qui veulent le bien ; il serait temps pour eux de quitter le terrain fuyant des réformes seulement politiques et de se placer sur le terrain fécond des réformes positives. En démontrant ce qu'il y a de défectueux dans notre ordre social , ils travailleraient à préparer les transformations successives dont il est susceptible. La grande affaire du moment serait bien mieux , ce nous semble, de trouver une organisation du travail dans laquelle la production des richesses et leur distribution eussent lieu rationnellement, sans gaspillage et sans injustice , contrairement à ce qui se passe aujourd'hui.

» ... C'est du bon emploi des forces , dont une grande partie est employée en pure perte, que dépend l'augmentation de la richesse publique, source de bien-être pour les masses, préliminaire indispensable à ses progrès moraux. Chose difficile, très-difficile assurément; mais ce n'est pas une raison pour ne pas s'en occuper.

» ... Nous sommes convaincus que le premier pas à faire dans la voie des améliorations dans ce sens devrait tourner vers la recherche des moyens propres à reconstituer la grande usine agricole, en ce qui touche et le matériel et le personnel ; sans cette réforme préalable, la solution de la plupart des difficultés de notre position nous paraît totalement impossible.

» ... Nous savons bien ce que répondront les esprits craintifs et légers qui, ne voulant pas remonter dans le passé étudier ce qui eut lieu dans tous les temps, ne désireraient rien changer, tremblent au seul mot de progrès, et se mettent volontiers la main devant les yeux pour ne pas voir le péril, enchantés qu'ils sont de pouvoir se raffermir dans leur quiétude à la moindre annonce d'un palliatif innocent. — Chercher mieux que ce qui est, c'est se repaître de trompeuses utopies : voilà le grand mot après lequel on croit avoir tout dit, et contre lequel vient se briser tout raisonnement, comme si tous les grands faits qui se sont accomplis dans la longue histoire de l'humanité n'ont pas tous été, avant leur accomplissement, à l'état d'utopie! Mais qu'est-ce donc que ces longs désirs, ces immenses aspirations que Dieu souffle dans l'esprit de l'homme, et qui durant des siècles occupent d'abord la pensée de quelques individus, dont le nombre incessamment grandit, jusqu'au jour où ils peuvent traduire dans les actes de la vie matérielle ce qui fut longtemps l'objet de leurs vœux et de leurs espérances? — Faudrait-il donc vivre au jour le jour et ne jamais penser au lendemain? Non le monde ne peut ainsi se pétrifier et rester en place au gré de quelques-uns.

» ... Oui, certes, diminuer la culture morcelée, fonder l'association entre les chefs et les ouvriers, de telle sorte qu'il y ait sécurité et profit pour les uns et pour les autres, tout cela est une utopie, nous le savons bien ; mais le devoir des hommes de cœur est précisément de préparer, de hâter le moment où ces idées pourront sortir du domaine spéculatif de la science.

» ... Il faudra du temps, sans doute, beaucoup de temps, on ne peut progresser par soubresaut convulsif; avant qu'une amélioration se produise, il faut qu'elle soit, pour ainsi dire, infiltrée dans les esprits, et que la majorité la réclame après avoir appris ce qu'elle y gagnerait.

» ... C'est à ce haut enseignement que nous voudrions voir nos agronomes, la gloire du pays, consacrer leurs efforts. »

IX.

Je me suis étendu peut-être un peu trop longuement sur cette question du morcellement ; mais comme elle me paraît assez importante pour être méditée par tous les esprits réfléchis, j'ai cru ne pas faire un hors-d'œuvre en m'appuyant sur les opinions de publicistes et d'agronomes renommés.

D'ailleurs, je devais faire entrevoir les fatales conséquences du morcellement et de la petite culture pour donner au système de défrichement que je préconise plus de poids et montrer qu'il faut sortir de l'ornière battue pour édifier sur des bases véritablement logiques et sociales cette grande entreprise nationale.

Les événements qui se passent autour nous, nous font un devoir d'étudier l'organisation de la Société actuelle, et comme nous jouissons de la paix intérieure nous pouvons librement l'examiner sous toutes ses faces.

Au surplus, nous ne devons pas nous reposer dans une douce quiétude : la misère, le paupérisme ont fait leur entrée en Belgique ; et si nous jouissons d'une grande dose de liberté politique, nous sommes loin d'être au même niveau quant au bien-être matériel. Ce doit être là le but de nos efforts.

Ainsi donc tous, dans la mesure de nos forces, rendons-nous à l'appel du ministère : « *Puissent nous venir en aide, pour l'accomplissement de notre tâche, tous les hommes de cœur, d'expérience et de bonne volonté* [1]. »

PROJET.

I.

Les observations précédentes permettent d'apprécier la loi qui doit présider à l'ensemble du défrichement.

Il faut que plantations, terres arables, prairies, habitations, soient coordonnées entre elles de manière à former un grand tout harmonique, c'est-à-dire que ces éléments de la culture soient engrenés pour se prêter un mutuel appui. Ainsi les plantations devront être établies en des situations où elles serviront non-seulement aux besoins des populations, mais

[1] Programme du Ministère du 12 août.

encore d'abris pour les cultures , pour les habitations , tout en occupant le sol d'une manière productive.

Pour procéder logiquement au défrichement , il faut donc s'enquérir des phénomènes météorologiques qui agissent sur cette contrée , en étudier les effets sur la culture , et voir s'il ne serait pas nécessaire d'en modifier les effets. Ce point examiné et résolu affirmativement , il y aurait lieu de rechercher les moyens d'apporter des modifications à l'état de choses actuel, pour placer ainsi les plantes dans un milieu qui leur serait plus favorable.

Ce premier point établi, il faudra reporter son attention sur le sol même et déterminer les parties de terrain qui se prêtent le mieux à telle ou telle culture : plantations, terres arables, prairies. De cette étude résultera indubitablement l'emplacement des fermes ou colonies et la circonscription des domaines.

Les personnes qui ont parcouru la Campine savent que les vents y ont un libre cours , refroidissent le sol et lui enlèvent son humidité , tellement que les végétaux , au milieu des bruyères, ne peuvent croître; qu'au contraire, aussitôt qu'une certaine partie de terrain est abritée , on remarque un changement notable dans la végétation des plantes qui recouvrent le sol et même on y voit croître des espèces qui jusque-là n'avaient pu s'y développer.

De là il faut reconnaître la nécessité du boisement de la Campine.

Mais ce boisement indispensable au défrichement est lui-même un moyen très-puissant de mettre les bruyères en rapport.

La question du boisement devient ainsi double : et elle acquiert dès lors une grande importance, et d'autant plus grande , que les plantations d'arbres peuvent utiliser des terrains qui ne pourraient servir à aucune culture.

II.

On comprend qu'en abandonnant le défrichement à l'action individuelle de quelques défricheurs, il sera impossible de réaliser ces conditions du boisement; c'est ainsi que déjà on voit dans la Campine des terrains boisés où il eût été préférable de se livrer à d'autres cultures, et où les plantations ne remplissent pas le double but indiqué ci-dessus.

Certainement dans l'état actuel des choses on doit considérer, dans tous les cas, comme un bienfait la mise en rapport des bruyères, et la Société n'a qu'à y gagner; quoique cependant elle trouvât de plus grands avantages si ces terrains étaient occupés rationnellement, c'est-à-dire de la manière la plus favorable à la production.

Il importe donc que l'action collective régularise au plus tôt les opérations, et qu'à chaque partie de terrain il soit assigné à l'avance sa fonction dans la grande œuvre.

Cette prétention que je voudrais assigner au Gouvernement d'entrer ainsi directement au cœur des opérations de défrichement sera trouvée exorbitante par quelques personnes, qui ne manqueront pas de dire que c'est rendre la mise en valeur des terrains impossible, et que celui qui achète une partie de bruyère doit pouvoir en disposer à sa guise.

Ce raisonnement sera trouvé péremptoire par des personnes qui n'examinent les choses qu'à la surface, mais cependant un moment de réflexion leur fera comprendre que l'on n'enfreint nullement la liberté des individus.

En effet, le Gouvernement peut faire des ventes de bruyères là où il le trouve convenable; or, il peut vendre telle partie de terrain pour la formation des bois seulement tel autre pour les terres arables, pour les prairies. De la sorte, la volonté de l'acheteur n'est pas entravée, car dans le cercle des plantations il peut varier ses cultures à l'infini. De même pour les terres arables sur lesquelles la culture peut aller depuis les céréales jusqu'aux fourrages, jusqu'aux plantes industrielles, etc.

Au surplus ce ne serait qu'étendre ce qui se pratique déjà, ce serait compléter une mesure que l'on a prise et reconnue bonne. Ainsi la formation des prairies par l'intervention du Gouvernement est loin d'être blâmée ; les acquéreurs des lots ont cependant des conditions à remplir, leur liberté de culture est très-restreinte.

L'ingénieur chargé de la direction de ces travaux a même proposé au Gouvernement d'interdire aux communes la vente des bruyères susceptibles d'être irriguées, ces terrains devant être réservés pour être par lui préparés à recevoir l'irrigation.

C'est pousser beaucoup plus loin que je propose l'intervention du Gouvernement, puisque les premiers travaux seraient exécutés par des fonctionnaires, et la division des lots serait également soumise à leur volonté.

L'action du pouvoir pourrait ici être considérée comme entachée d'absolutisme, aucune raison autre que celle de la position du terrain ne pouvant être alléguée pour la mise en interdit de ces terrains. Il faudrait donc, pour excuser cette mesure exorbitante, qu'un vaste plan de défrichement fût formé, qu'il fût bien établi que c'est la culture praticole qui est la plus favorable à ces terrains, et qu'elle est indispensable à l'harmonie qui doit régner dans les opérations d'un défrichement rationnel.

Néanmoins on pourrait accepter cette mesure, si rigoureuse qu'elle soit, pour certaines parties de bruyères favorablement situées par rapport aux canaux exécutés par l'Etat, mais elle serait nécessairement peu juste si elle portait sur des terrains qui peuvent être irrigués par les eaux naturelles de la Campine, et ce serait même agir inintelligemment que d'employer les eaux du canal alors qu'il est possible d'utiliser celles d'un ruisseau ; car il importe de ménager le plus possible ces premières, pour étendre les bienfaits de l'irrigation à la plus grande surface de terrain possible.

On ne doit pas se faire illusion, pour former en Campine les

60,000 hectares de prairies promis en premier lieu, chaque hectare ne recevra que bien peu d'eau ; ce chiffre est actuellement réduit à 25,000, c'est beaucoup plus raisonnable ; cependant si l'on ne veut faire usage que de l'eau amenée par le canal de la Meuse à l'Escaut, comme les travaux de Neerpelt donnent à le penser, cette surface sera forcément réduite de plus de moitié.

Il importe donc de n'employer l'eau du canal que là où elle est indispensable, où il n'existe pas d'autres courants d'eau, où le sol ne renferme pas assez d'humidité pour la végatation.

Les premiers huit hectares de prairies formées par les ingénieurs de la Campine indiquent qu'il y a une limite à la puissance fertilisatrice de l'eau employée à l'irrigation.

L'intervention du Gouvernement dans les défrichements ne peut donc s'arrêter aux irrigations ; vouloir la restreindre à ce seul point, c'est entrer dans une voie fausse, parce qu'elle est incomplète ; c'est méconnaître les lois de la combinaison, c'est vouloir obtenir un travail utile par une pièce séparée d'une machine, c'est enfin amener des tiraillements, parce qu'il n'y a pas d'organisation.

Or, pour prendre des mesures qui violentent les idées reçues sans toucher à l'arbitraire, il faut nécessairement que l'importance de ces mesures soit manifeste, et, qu'il soit bien établi, qu'elles participent à un but commun, qu'elles découlent d'un point unique, qu'elles se fassent enfin accepter de par la loi de la nécessité.

Ainsi, par exemple, en ce qui concerne le boisement, il faudrait que les populations de la Campine comprissent bien son importance, et qu'elles sussent qu'une zone de plantation disposée sur telle partie de bruyère, et dans telle direction est la condition *sine qua non* de la mise en culture de telle autre partie de terrain ; que cette zone de plantation augmente la fertilité du sol et rend sa culture plus facile. De cette manière on rallierait à l'établissement et à la conservation des bois des populations qui n'y ont nul intérêt direct; on établirait une certaine solidarité entre les différentes classes agricoles : les propriétaires des terres arables, des prairies, seraient dès lors de vigoureux gardiens des propriétés boisées.

Cet accord d'intérêts, cette similitude de vues inculquées aux populations de cette contrée, seraient un puissant moyen de propagande près des populations des autres parties du pays ; le Gouvernement aurait ainsi devers lui une arme intelligente pour arriver au reboisement de certaines contrées de la Belgique.

III.

La question du déboisement est comprise dans le programme du congrès agricole; il n'y a nul doute qu'elle n'y soit traitée complétement ; il en résultera ainsi d'utiles enseignements dont le pays saura profiter.

Ce serait donc un hors-d'œuvre que d'étudier dans cet écrit cette question au point de vue général ; il est rationnel de la borner à ses rapports avec le défrichement des bruyères de la Campine.

Il devient dès lors inutile d'examiner les relations qui peuvent exister entre les déboisements des montagnes et les inondations des fleuves et rivières, point qui a soulevé en ces derniers temps en France des discussions entre des hommes éminents dans la science, desquelles il est résulté que l'homme s'est jusqu'aujourd'hui comporté sur le globe comme s'il n'existait aucune relation entre son exploitation, sa culture et les phénomènes terrestres. Les crues subites occasionnées par les déboisements des montagnes, ainsi que les perturbations qui se manifestent dans les climatures lui ont ouvert les yeux , et il commence enfin à comprendre que par les forêts on pourrait bien agir sur le climat d'une contrée et partant du globe ; que par leur secours il est possible de modifier l'action des vents, de régulariser les grands courants atmosphériques électro-magnétiques, et d'arriver à équilibrer l'électricité négative de la terre et l'électricité positive de l'air.

On conçoit dès lors combien il serait important de faire étudier dans les différents pays, par des physiciens, tous ces grands phénomènes terrestres, et d'arriver de commun accord à une distribution rationnelle des forêts sur la surface, s'il était reconnu qu'effectivement les grands amas de végétaux ont cette immense influence qu'on commence à entrevoir.

Il serait glorieux pour un pays d'entrer le premier dans cette voie intelligente qui pourrait bien rapprocher les peuples et leur faire comprendre que le Créateur a voulu qu'il y eût sur la terre des signes manifestes de ralliement entre les contrées diversément situées, et que les hommes en continuant à s'isoler et à se parquer comme des troupeaux, à la guise d'un berger, méconnaissent les plus saintes lois de la création.

Et d'ailleurs la disposition et le cours des fleuves devraient faire comprendre à ces peuples que le globe ne peut être morcelé et exploité exclusivement et isolément parcelle par parcelle, qu'il doit y avoir une solidarité entre les pays où ces fleuves coulent, autrement les uns pourraient ravager les autres par l'inondation, ou les appauvrir par la sécheresse.

Les forêts et les fleuves sont donc de grandes artères naturelles qui peuvent porter la vie ou le trouble au milieu des peuples voisins, si ces peuples ne comprennent pas la loi sublime de la fraternité.

Ces autres artères artificelles nommées chemins de fer n'ont-elles pas déjà rapproché les peuples et n'espère-t-on pas qu'un jour elles seront un élément de fusion entre les grandes familles humaines ?

Combien plus grandes devraient être cependant les attractions des peuples au moyen de ces grandes puissances naturelles, fleuves et forêts, liées entre elles si intimement que les perturbations apportées à l'une en amène forcément à l'autre? C'est ainsi que Dieu a manifesté partout sa grandeur et sa sagesse, et qu'il a voulu que l'homme, en étudiant les œuvres divines, comprît que la loi providentielle était une loi d'harmonie, et que l'intelligence lui a été donnée pour réaliser sur le globe l'accord entre tous les éléments.

Il appartient peut-être au premier congrès agricole de Belgique de poser le premier jalon dans cette voie si grande et si digne, voie de l'espérance et du salut !

IV.

Au point de vue du défrichement de la Campine il suffira d'envisager l'influence des forêts sur le sol et le climat.

Cependant, avant de discuter ce sujet il serait convenable de prouver qu'il y a nécessité pour le pays de boiser une partie des terrains incultes.

Il est un fait à la connaissance de tous, c'est que la Belgique ne produit pas assez de bois pour sa consommation, et qu'on en importe annuellement pour plusieurs millions ; dès lors il est inutile de rechercher quelle est la surface de terrain recouverte de forêts ou plantations.

Il suffit de savoir que notre consommation, sous ce rapport, est beaucoup plus grande que la production, que toutes nos industries doivent se fournir en pays étranger de bois de construction, et que les chemins de fer eux-mêmes ont été obligés, à ce qu'il paraît, de recourir au sapin étranger pour leurs billes.

En février 1847 j'écrivais au point de vue liégeois ce qui suit dans un journal :

« Mais ce qui sera d'un avantage immense, incalculable,

pour Liége, c'est le boisement de la Campine, la création de forêts d'arbres, feuillus et conifères. On se ferait difficilement une idée de la consommation de bois que l'on fait dans la province, rien que pour l'extraction de la houille. C'est par millions qu'il faut la compter; c'est également par millions que l'on achète annuellement les bois nécessaires aux constructions de toute espèce; maisons, fabriques, ateliers, ponts, murs de soutènement, digues, barrages, écluses, bateaux. En présence d'une consommation de bois si énorme et toujours croissante, ne peut-on avoir des craintes pour l'avenir, alors surtout que les défrichements des forêts se font avec tant de rapidité, que leur mauvais aménagement amène l'épuisement du sol pour les essences les plus cultivées et qui fournissent actuellement les pièces de bois les plus indispensables pour les exploitations des mines de houille, de fer et de zinc. Déjà la Hollande approvisionne le marché de Liége d'une partie des bois que l'on y consomme; c'est par centaines de bateaux que les perches de pin sylvestre y arrivent, quoique la Campine par Hasselt et Louvain y envoient aussi des masses considérables de ces bois.

» Dans la derrière guerre de tarif avec la Hollande, Liége faisait entendre des plaintes amères; on y demandait à grands cris le rétablissement des relations commerciales, et, entre autres arguments, on se plaignait de l'élévation du prix de revient de perches de pin et autres bois qu'on avait l'habitude de chercher en Hollande.

» Liége doit donc désirer ardemment le boisement de la Campine; car alors elle n'appréhendera plus une disette de bois, elle en aura dans ce pays un dépôt assuré et toujours à sa disposition.

» Le défrichement du Luxembourg, la mise en valeur de ses terres en friche seront également un immense bienfait pour Liége, qui est pour ainsi dire l'entrepôt de cette première province. Elle consommera une grande partie de ses produits : ses bestiaux, ses moutons, son épeautre, son avoine. Enfin, la création des forêts sur les coteaux et les plateaux ardennais sera également un bonheur pour le bassin houiller de la Meuse. Ces forêts remplaceront celles que l'on défriche annuellement ou qui dépérissent de vetusté.

» Quant aux provinces de Namur et du Hainaut, elles ont à peu près le même intérêt au défrichement des Ardennes que Liége à celui de la Campine ; leur houille, leur chaux etc., y seront consommées, tandis que les forêts que l'on y aura créées viendront servir à l'exploitation des mines,

» Lorsque Liége trouvera dans la Campine limbourgeoise les perches de pin qui lui sont si nécessaires et qu'elle ira les chercher par la Meuse, alors le bassin de Charleroy, de Mons, aura pour sa consommation exclusive les pinières du Brabant et d'une partie de la Campine anversoise; le chemin de fer de Louvain à la Sambre les lui transportera. Le Hainaut doit donc également voir avec la plus grande sollicitude le défrichement et le boisement de la Campine.

» Mais les pinières des environs de Diest, d'Aerschot, ne sont pas inépuisables : la majeure partie de celles qui sont exploitées ne sont plus replantées ; on en convertit le sol en terres arables.

Dans cet état de choses, c'est donc vers les forêts de l'Ardenne que le Hainaut doit tourner les yeux ; c'est là qu'il trouvera à l'avenir, à bas prix, les essences résineuses dont il a besoin.

» Ces essences résineuses, les pins, sapins et melèzes, viennent très-bien sur les montagnes ardennaises, et la qualité de leur bois y est infiniment supérieure à celle du bois qui a crû dans la Campine. »

N'est-il pas étrange de voir d'immenses terrains incultes dans un pays qui fait d'énormes dépenses pour acheter à l'étranger des bois que son sol produirait si bien ? C'est une anomalie inconcevable et qu'il importe de faire disparaître au plus tôt.

En outre, nous avons une énorme quantité d'ouvriers inoccupés et dont on appréhende tous les jours l'irritation et les suggestions de la misère et du défaut de travail, et nous ne les occupons pas à des travaux qui doivent enrichir le pays. Nous leur donnons l'aumône, nous prodiguons des millions pour soutenir leur oisiveté, et nous n'avons pas le courage et la sagesse de leur procurer un travail productif et moralisateur.

Allons Représentants de la Nation, allons propriétaires grands et petits, secouons notre inertie, ne nous laissons pas effrayer par des maux qui paraissent insurmontables et qui ne sont qu'un épouvantail ; la Campine et les Ardennes réclament des bras ; unissons-nous, associons-nous, et que chacun apporte sur l'autel de la patrie l'offrande qui doit créer le travail, et le bonheur !

Allons catholiques, libéraux, républicains, cessons ces discussions oiseuses ; allons fonctionnaires de l'État, officiers de l'armée, vous tous qui tenez à la conservation de nos institutions et qui voulez une Belgique grande et libre, offrez votre concours franc, loyal au Gouvernement, que l'égoïsme disparaisse de vos cœurs ; faites qu'un jour il soit inscrit dans les annales du monde que la Belgique de 1830 s'est montrée dans l'ordre, la paix et l'intelligence aussi grande qu'elle le fut dans la guerre et le courage au temps de César !

Faites que les rives de l'Escaut et de la Meuse deviennent une seconde terre promise dans ces temps d'orage et de carnages sociaux, et que notre bannière tricolore devienne l'étendard du christianisme qui doit sauver l'humanité !

Déjà vous avez fait un pas dans la régénération sociale, déjà votre Roi a fait briller sur la poitrine de l'ouvrier l'Étoile du travail et de l'honneur. Et vous vous arrêteriez dans cette voie sublime, que dis-je, vous laisseriez périr de misère et de faim celui que vous avez couronné, celui que vous avez proclamé digne de la reconnaissance nationale ! Non, non, vous ne le pouvez pas , une bonne mère doit avoir soin de ses petits enfants !

Espérons donc que tous les travailleurs trouveront bientôt le pain quotidien assuré par un travail qui augmentera la richesse du pays.

La Campine peut produire toute espèce de bois de construction , depuis le pin maritime jusqu'au chêne , tous les arbres y viennent bien lorsqu'ils sont convenablement plantés. Ceux qui y croissent le mieux sont certainement les conifères , pins, sapins , mélèzes , et ce sont peut-être les plus productifs. Ces arbres sont ordinairement exploités en perches, rarement on les laisse arriver jusqu'à l'époque où ils peuvent être débités en planches , madriers , solives , poutres , etc. Cependant il serait nécessaire d'en conserver de grandes parties en haute futaie. Il est vrai que par la vente des perches on a un rapide produit , et un placement toujours assuré et avantageux.

Il en est à peu près de même dans quelques parties des provinces de Liége et de Namur où l'on cultive généralement les bois dans la vue de former des perches et balivaux pour les houillères; les coupes se font tous les 20, 25 ou 30 ans; cependant on a le bon esprit de laisser avec les souches à perches des arbres de haute futaie.

On pourrait avec avantage introduire en Campine ce mode d'exploitation des bois ; ainsi les parties de bruyères qui conviendraient particulièrement aux essences feuillues donneraient , de cette manière , à des intervalles très rapprochés, des coupes productives , en permettant de se livrer à un bon aménagement du taillis et de la haute futaie.

Les canaux et les routes seront très favorables à ce genre d'exploitation des bois ; ils permettront d'écouler sur les centres de consommation les différentes pièces et d'amener en Campine la houille , qui modifiera nécessairement le mode de chauffer les habitations; on brûlera moins de bois et l'on ne convertira plus les taillis en fagots.

Ce mode d'aménagement des forêts sera d'autant plus productif que les déboisements dans les provinces de Liége, de Namur, prennent un rapide accroissement. Les rives de la Meuse ne peuvent plus fournir à la consommation du bassin houiller de Liége, et déjà les pièces de construction arrivent à grands frais des Ardennes.

Les chênes destinés aux constructions navales deviennent très-rares et atteignent à des prix très élevés. En outre, il a fallu renoncer à ce bois pour les constructions ordinaires et le remplacer par des bois étrangers ; si nous n'avions pas la ressource de ces derniers, au bout de quelques années toutes nos forêts seraient épuisées.

Les personnes qui voudront se livrer en Campine à l'industrie forestière ont donc toute certitude d'un placement avantageux de leurs bois, aussi bien des perches que des balivaux, que des gros arbres, soit qu'ils appartiennent aux essences feuillues ou aux conifères.

Si ma voix pouvait être écoutée, je conseillerais aux exploitants du bassin de Liége de se former en société pour le boisement d'une certaine partie de la Campine.

Et de plus j'engagerais vivement le Gouvernement à entrer lui-même dans cette voie ; je voudrais lui voir posséder dans cette contrée au moins dix mille hectares de forêts, afin qu'il puisse établir un certain équilibre dans la production et la consommation des bois et empêcher un renchérissement excessif ou une disette de cette matière.

Au surplus il trouverait là les billes pour les chemins de fer, et il n'aurait plus à subir la loi de marchands ou les hausses factices du commerce.

V.

Ce point établi, de l'urgence de créer en Campine des bois pour les besoins du pays, il sera facile de prouver que sous

un rapport non moins élevé, le Gouvernement doit se préoccuper vivement de cet objet.

En étudiant le sol de la Campine on est frappé tout d'a-
bord de son état d'aridité dans les parties incultes, quoique
généralement le bassin d'eau souterrain ne soit pas très éloigné
de sa surface. On reconnaît, au contraire, qu'à des situations égales, le sol est plus humide et plus favorable à la culture là où il existe des plantations d'arbres.

D'un autre côté, aux époques des grands vents ou des vents
froids, on remarque également la différence de leur inten-
sité et de leur température, soit que l'on se trouve en pleine
bruyère ou en des lieux cultivés.

Ailleurs, on remarque que dans les parties humides, marécageuses, entourées ou plantées d'arbres, les émanations sont
moins sensibles ; et que l'homme éprouve un bien-être incontestable, lorsqu'il approche de ces lieux boisés, aqueux et
méphitiques avant le boisement.

De là, on est amené à reconnaître que les plantations font
subir au sol et à l'air des modifications bienfaisantes à la
culture et à l'habitativité de l'homme.

Des faits authentiques, observés sur tout le globe, établissent que les forêts modifient la température de l'air ambiant ; qu'il peut y avoir abaissement si le sol est trop ou
trop peu boisé ; qu'ainsi il y a une proportion entre la surface d'un pays et la surface de ses forêts, qu'il importe de ne
pas dépasser. Cette proportion d'après de nombreuses observations, paraît être dans le rapport $= 6 : 1$.

C'est ainsi que des villes situées sous le même degré jouis-
sent de températures estivales très différentes, selon qu'elles
sont entourées de forêts ou que le pays en est dépourvu. On
trouve sur ce sujet de nombreux exemples dans le mémoire
couronné de M. Moreau de Jonnès. D'un autre côté, les villes
qui gisent sous le même degré, situées au milieu de plaines
incultes ou déboisées, ou bien placées au milieu de terrains

convenablement cultivés, éprouvent encore des températures hivernales très diverses. Ainsi Tours, qui git sous le 47e degré, n'éprouve des froids que de 10 à 12 degrés, tandis qu'à Quebec et à Astracan, qui sont sous la même ligne à 47° de latitude, le thermomètre descend à — 50° et 57° ; or ces dernières villes sont très rapprochées de déserts immenses, tandis que Tours est dans une contrée cultivée et habitée.

On pourrait donc, au moyen des forêts, rapprocher les extrêmes de chaleur et de froid, c'est-à-dire, mieux équilibrer la température de certaines contrées, et partant du globe.

La Tartarie git du 45e au 48e degré de latitude et devrait avoir un climat semblable à celui de la Lombardie et du midi de la France; mais comme elle est entièrement déboisée, le thermomètre s'élève jusqu'au 50° au-dessus de zéro et descend souvent à 25° sous zéro.

Ces variations de température sont excessivement nuisibles à la santé et restreignent considérablement le nombre des plantes que l'on pourrait cultiver.

Dans le mémoire sur l'emploi du charbon de terre à l'amendement du sol, j'ai dit quelques mots sur ce sujet, et montré que, par la création d'abris, de zones de plantations, on pourrait en Campine élever la chaleur du sol et de l'air ambiant de plusieurs degrés, et arriver par là à cultiver en toute sécurité le maïs.

Des faits récents ont prouvé qu'un défrichement inconsidéré a abaissé rapidement la température de certaines localités et y a rendu impossible la culture de certains produits. Ainsi, en France, des plantations d'oliviers ont été détruites par les gelées, parce qu'on avait défriché un bois qui les abritait des vents du nord et nord-est. Ce phénomène fut l'objet d'une petition adressée à la Chambre des députés par les propriétaires de ces plantations.

Mais l'influence des forêts ne se borne pas à la température, elles agissent encore puissamment sur les vents, elles en arrêtent l'impétuosité , diminuent leur âpreté et les rendent de la sorte moins nuisibles à la culture.

Des contrées, où jadis on pouvait cultiver des céréales, sont devenues stériles par l'enlèvement des forêts qui transformaient en vents frais et humides , des vents secs , rapides et brulants.

Ailleurs, des vents froids ont été attiédis par la formation de ridaux d'arbres, et surtout par des bois de pins et sapins.

Les plantations ont encore pour effet de purifier l'air des miasmes qu'il pourrait tenir en suspension , d'arrêter les courants d'air chargés des exhalaisons des marais , et de rendre ainsi les contrées boisées plus salubres. En outre , elles forment des écrans , s'opposent à l'irradiation et maintiennent dans la terre la chaleur acquise. Elles s'opposent également à l'évaporation trop rapide de l'humidité du sol et permettent aux plantes de s'assimiler plus facilement les engrais solubles , enlevés par une forte évaporation.

On ne considère pas assez ce dernier point en agriculture ; jusqu'aujourd'hui on a négligé de tenir compte de cette déperdition d'engrais , et pourtant elle est considérable pendant les années chaudes et venteuses.

Les terrains abrités par les forêts sont donc moins desséchés , conservent une humidité favorable au labour du sol et à la culture des plantes. Il y a ainsi une relation à établir entre l'étendue des bois et les facultés hygroscopiques du sol ; dans les terres sablonneuses il faudra plus d'abris que dans les terres argileuses. Quant aux terrains marécageux, il faut les entourer de plantations , si l'on ne peut remédier à la stagnation de l'eau par l'ouverture de fossés ou par des percements à travers les couches du sous-sol et du sol inerte.

Des observations faites sur tout le globe établissent que les forêts augmentent la quantité des pluies, répartissent mieux les eaux pluviales , empêchent les orages; qu'ainsi il est donné à l'homme toute puissance pour agir sur tous ces grands phénomènes terrestres, les diriger et les faire servir aux intérêts de la Société, tandis qu'actuellement, dans notre état d'incohérence sociale, ces phénomènes ne produisent souvent que des désastres, et rendent certaines parties du globe inhabitables.

De là on conçoit l'influence des bois sur l'humidité atmosphérique, sur la conservation des sources, sur le volume des eaux des fleuves et des rivières, sur leurs crues, etc.

Les conséquences à tirer de ces faits sont certainement favorables ou défavorables aux forêts, selon que leur étendue est ou trop forte ou trop faible, par rapport à la surface d'un pays; qu'elles ont une immense influence sur la fertilité du sol, sur la distribution des eaux, sur la salubrité de l'air, et partant sur l'état social des peuples, sur leur agriculture, leur commerce, leur industrie, leur santé, leur bonheur.

Donc, les individus qui portent une hache inintelligente dans les forêts commettent des attentats à la richesse nationale; et les peuples qui se livrent à des déboisements considérables se punissent eux-mêmes, et portent atteinte aux intérêts et au bonheur des peuples voisins.

Les gouvernements sont coupables de faiblesse et d'imprévoyance lorsqu'ils abandonnent aux caprices des individus, à la rapacité de quelques propriétaires, le sort des nations.

Espérons donc qu'un jour on comprendra mieux les grands principes de la civilisation; qu'on n'accordera plus à quelques-uns le droit de vie ou de mort sur les sociétés, et que l'on sentira qu'il faut enfin établir la solidarité entre les individus comme entre les peuples.

Veuille le Congrès agricole apprécier ces grandes questions sociales, et émettre le vœu sur la formation d'un grand Congrès européen, où des physiciens et des naturalistes de tous les pays seraient envoyés, par les Gouvernements divers, pour arrêter définitivement la loi qui doit présider à l'avenir, à des reboisements et à des déboisements inter-nationaux.

Et qu'enfin, dans chaque pays, il soit formé un plan général forestier, coordonnant les forêts intérieures aux immenses ceintures végétales qui doivent faire de la terre un séjour digne de l'être créé à l'image de Dieu.

Il existe sur les déboisements de nombreux mémoires. Les personnes qui voudront se donner la peine de les étudier verront qu'il n'y a rien d'exagéré sur l'importance qu'on attribue ici à ces questions. On peut indiquer le remarquable mémoire de M. Moreau de Jonnès, les œuvres de De Humboldt, de Boussingault, de De Gasparin, d'Arago, de Bronn, etc. etc.; les ouvrages sur la sylviculture; le mémoire inséré au *Moniteur Belge* le 17 janvier 1844, de MM. Duchesne, Jemiot et Rigo; enfin une quantité d'opuscules plus ou moins importants, où le défrichement des bois est envisagé sous différentes faces [1].

Un point qui a été généralement négligé dans l'examen des rapports des forêts avec le bien-être des populations, c'est celui relatif à l'existence des oiseaux et des insectes; et cependant il est plus important qu'il ne paraît au premier abord. En effet, on se plaint généralement dans les contrées déboisées de la pullulation des insectes nuisibles; et cela se conçoit aisément. Ces insectes, qui vivaient dans les forêts, ont dû se réfugier dans tous les lieux où ils peuvent trouver leur nourriture; et, à défaut de plantes adventives ou d'arbres forestiers, ils se sont attaqués aux cultures de l'homme. Un arbre servait de demeure à des myriades d'insectes; ils y passaient leur existence, y subissaient leurs métamorphoses, y vivaient et y mourraient. On abat cet arbre, force est à ces petits êtres de chercher sur d'autres plantes une nourriture analogue à celle que leur fournissait cet arbre. Les oiseaux,

---

[1] Voyez surtout la brochure de M. Héricard de Thury, Paris 1838. Celle de Mathieu de Dombasle, Paris 1839. Celle de M. Lullin de Chateauvieux, Paris 1835; et enfin les observations sur l'aliénation des forêts nationales, par Abeille, Tessier, Varenne de Fenille et Dubois.

qui trouvaient dans les forêts un asile assuré , ont considérablement diminué , et , comme ils étaient destinés à la destruction d'une grande partie de ces insectes , ceux qui sont restés
vivre près des habitations de l'homme ne suffisent plus pour
établir un certain équilibre entre la reproduction de ces êtres
et leur destruction naturelle.

Les chenilles qui servaient de pâture à une quantité d'oiseaux pullulent d'année en année davantage.; les hannetons
et leurs larves produisent des dégâts considérables ; les sco-
lytes viennent ravager les arbres de nos promenades et se
reproduisent à l'infini, parce qu'il n'y a plus d'oiseaux pour
leur faire la guerre; les bostriches annoncent par leurs ravages
dans les petites sapinières les progrès de leur reproduction.

Enfin les calandres, les charançons, les sauterelles, les ker-
mès, les teignes et un grand nombre de larves, détruisent dans
nos champs, nos jardins , nos greniers , les grains , les fruits et
les végétaux les plus nécessaires à notre existence.

Aujourd'hui les rossignols , les fauvettes, les bergeronettes,
les gobe-mouches et presque tous les insectivores sont des oiseaux très rares dans bien des contrées; il en est de même des
petits mamifères qui se nourrissent d'insectes ; leur nombre
diminue ou bien, s'ils vivent près des lieux habités, c'est pour
causer des dégâts dans les cultures , ou incommoder les habitants.

Il est donc utile de maintenir de grands massifs d'arbres
pour servir de refuge aux oiseaux qui purgent la terre de ces insectes malfaisants et pour servir de digue contre les migrations
de ces mêmes insectes. En outre , ils sont utiles pour la reproduction du gibier et fournissent encore par là une nourriture
saine et variée.

Ces considérations ne sont pas à négliger, et comme en
Campine , on a la faculté de créer pour ainsi dire une terre
nouvelle , il serait peu digne de nous, de marcher d'après les
errements que nous ont transmis les époques barbares , et de

laisser subsister le désordre, alors que nous pouvons inaugurer le règne de l'intelligence et de l'harmonie.

VI.

Il est donc bien établi qu'il importe de compter sur un boisement intelligent, pour arriver au défrichement de la Campine ; que c'est même par là qu'il faut commencer pour rendre le sol moins aride, les vents moins froids, moins secs et moins violents ; pour atténuer l'évaporation de l'humidité du sol, pour arrêter les effets du rayonnement, et partant le refroidissement rapide du sol et de l'air ambiant ; pour augmenter les pluies ; pour répartir sur tout le cours de l'année l'écoulement des eaux pluviales et fluviales; pour provoquer la formation des sources qui doivent donner à cette contrée une eau potable; pour obvier aux crues subites ; diminuer la fréquence des orages en établissant un équilibre entre l'électricité du sol et celle des couches supérieures de l'air, ou bien en soutirant l'électricité positive et en provoquant la chute du tonnerre; pour mettre obstacle, dans les lieux habités, à la pullulation des insectes nuisibles, et pour donner asile à de nombreuses espèces d'oiseaux et de mamifères qui détruiront ces insectes ou nous fourniront un aliment agréable et substantiel ; enfin pour « empêcher, dit M. Moreau de Jonnès, tous les agents de la fertilité du sol de péricliter et de conserver cette vigueur de reproduction, ces eaux abondantes, cette terre féconde, ce ciel propice, qui sont les premiers éléments du bonheur de l'homme, puisque leur puissance bienfaisante rend la vertu plus facile et la pâtrie plus chère. »

VII.

Ceci admis il faut rechercher dans quelles conditions les

plantations doivent être faites, c'est-à-dire le rapport entre la surface des massifs boisés et celui des terres arables, et des prairies, leurs emplacements et leurs directions, et enfin les essences qui doivent les composer.

Ce dernier point n'est pas indifférent, car les arbres feuillus et les conifères n'agissent pas de la même manière sur le climat et sur le sol. Les premiers conservent au sol et à l'atmosphère plus d'humidité et les seconds élèvent davantage la température de l'air ambiant.

Les conditions de l'établissement de ces bois découlent nécessairement du relief, de l'humidité et de la nature du sol; du régime des eaux et de la situation du bassin d'eau souterrain; de la direction des vents, et des emplacements choisis pour les fermes, les colonies et autres centres de population.

Pour combiner tous ces éléments il est indispensable d'étudier la Campine sous ses diverses faces et de réunir tous les renseignements indiqués dans le premier chapitre.

Un plan complet étant dressé, on y indiquera par des teintes différentes les diverses natures du sol : parties marécageuses susceptibles d'asséchement ou non; parties fraiches ou susceptibles d'être irriguées pour prairies; parties plus sèches pour terres arables : enfin parties sèches et dunes pour bois. Ces quatre grandes divisions tracées sur le plan pourront être subdivisées plus tard. Lorsque ces grands points seront déterminés, on procèdera, en premier lieu, au tracé des massifs de plantations. Les terrains impropres à la culture, soit par leur aridité, soit par leur mobilité, seront nécessairement couverts de plantations; mais là ne se borne pas le boisement; des zones plantées en différentes essences courreront d'une extrémité des bruyères à l'autre, et seront, ou plus rapprochées, ou plus éloignées, selon qu'il faudra modifier le sol et l'air ambiant; ainsi à l'approche des marécages les zones auront une direction inverse à celle qu'elles avaient près des terres arables, afin de ne pas mettre obstacle à l'action des

vents sur la surface de ces marécages, tout en empêchant
cependant la translation des émanations sur le reste de la
contrée, soit que ces zones agissent par leur masse ou par
les actions physiques et chimiques des arbres sur l'air. Il est
très facile de satisfaire à ces conditions.

En 1846 j'avais déjà proposé la création des zones de plantation en Campine, et je présentais cette entreprise comme
un moyen de former une caisse d'épargnes. Je crois utile de
faire connaître ici de nouveau ce projet très réalisable.

« En supposant que le Gouvernement n'intervienne pas directement dans les établissements à former dans la Campine,
il pourrait dès ce moment, et sans beaucoup de difficultés,
entreprendre ou encourager les plantations et les pépinières
d'arbres feuillus et de mélèzes, de pins sylvestre et maritime,
de sapins argenté et épicéa, comme il a déjà fait préparer des
terrains à l'irrigation.

» Les plantations, pinières, sapinières, devraient être établies
de manière à favoriser, à aider le défrichement et la formation,
par l'industrie particulière, des terres arables et des prairies;
pour cela elles ne devraient pas être disposées en bloc, c'est-à-
dire distribuées en bois, en forêts, mais seulement disposées
par zones, de façon à former des rideaux d'arbres pour abriter
une certaine surface de terrain, modifier la nature des vents,
augmenter l'humidité du sol et de l'atmosphère, diminuer les
effets du rayonnement nocturne. Ainsi ces zones seraient établies sur une certaine largeur, en lignes parallèles, à des distances plus ou moins égales et courant dans la direction du
sud-est au nord-ouest. Elles pourraient avoir de 100 à 200 mètres de largeur, et être espacées de 500 à 1000 mètres; la longueur de chaque zone ira des terrains cultivés à la limite du
royaume, ou à peu près. Il est bien entendu que ces plantations
varieront en essences d'arbres dans chaque zone, suivant la
nature du sol. En outre, on pourra également, et même cela
serait nécessaire, faire des semis et des plantations sur les

digues du canal et sur les dépôts de sable qui proviennent de son creusement. Il est inutile d'ajouter que dans les parties très arides, sur les dunes, par exemple, il conviendra d'élargir les zones et même de couvrir entièrement d'arbres ces parties de terrain, parce qu'il ne faut pas espérer d'y voir jamais une autre culture.

»...Pour former des pinières, deux moyens se présentent : le semis et la plantation ; et pour chacun de ces modes de création de bois, il y a également plusieurs procédés à employer suivant la nature du sol et sous-sol, leur position par rapport au bassin d'eau souterrain et suivant la direction des grands vents : ainsi, 1° pour une partie de terrain, on pourrait simplement herser et déchirer le gazon de bruyère avec le scarificateur, puis semer sans autre préparation la graine de pin ; 2° sur d'autres parties il faudrait labourer plus ou moins profondément, et peut-être défoncer le sol ; 3° ailleurs, il suffirait de brûler la bruyère, de répandre les graines et de donner un hersage ; 4° ici l'on ferait les semis sur toute la surface, soit à la volée, soit par lignes au moyen d'un semoir ; là on les établirait par bandes ou par pochets. Pour planter les pins on aurait encore recours à d'autres moyens plus ou moins bons, et, par conséquent, plus ou moins coûteux : ainsi, on labourerait le sol, ou l'on planterait directement dans la bruyère, sans aucun travail préalable, ou, enfin, on ferait le labour par bandes.

» D'après ces différents moyens de former des pinières, on dépensera de ce chef par hectare depuis 20 jusqu'à 200 francs. Ces divers modes de culture des pins sylvestre et maritime [1], et même des sapins argenté et picea, seront examinés plus tard dans une suite d'articles. Pour le moment il suffira d'exposer notre plan, en adoptant une dépense moyenne par hec-

[1] On pourrait ajouter le pin Laricio ; mais comme cet arbre est encore rare en Belgique, et qu'il faudrait peut-être quelques expériences pour être fixé à son sujet, on n'en parlera pas ici.

tare, pour former des zones de pinières bien fournies et susceptibles d'obtenir une vigoureuse végétation. S'il s'agissait de
planter les pins, sapins et mélèzes élevés en pépinière, la dépense serait un peu plus grande; mais, en revanche, on
avancerait de quelques années l'époque de l'exploitation des
arbres, et l'on économiserait les premières dépenses d'entretien et d'éclaircissage. Pour simplifier les calculs, on rai-
sonnera donc dans l'hypothèse de la création de zones de pin
sylvestre, comportant une dépense de 100 francs par hectare,
non compris l'achat du sol.

» Pour l'établissement des zones, on occuperait environ la
15ᵉ partie des bruyères de la Campine, soit 10,000 hectares;
et si l'on voulait en outre couvrir de pin les dunes les plus
mauvaises, on aurait 5,000 autres hectares; en tout donc
15,000 hectares. D'après cette donnée, l'Etat dépenserait
1,500,000 francs en main-d'œuvre et en achat de graines de
pin; les graines ne doivent être comptées que pour 1/5; soit
donc 1,200,000 francs à donner à la classe ouvrière. La jour-
née étant comptée à fr. 1,50, y compris les frais d'outils et de
surveillance, cette somme représente 800,000 journées de
travail, c'est-à-dire de l'occupation pour plus d'une année à
3000 ouvriers, ou chefs de famille.

» Mais la création des zones de plantation n'est pas le seul
travail indispensable au défrichement de la Campine, il y a
encore un grand système de chemins avec fossés à établir à
travers la bruyère, tant pour aller directement d'un village à
un autre, que pour se diriger dans tous les sens. Puis il faut
des chemins d'exploitation pour les pinières, outre un grand
chemin au milieu de chaque zone de terrain de 1000 mètres
de largeur, comprise entre deux grandes lignes de plantations.
Ainsi l'on établirait à travers le désert un réseau de communication très régulier et indispensable à la fertilisation. Tous
ces chemins resteraient la propriété des communes, de sorte
que l'on ne devrait pas faire l'acquisition du terrain qu'ils

occuperaient. Enfin, pour compléter cet ensemble de travaux si utiles, autant par eux-mêmes que comme moyen d'occuper les malheureux des Flandres, on établirait dans les parties marécageuses un système de fossés et rigoles d'asséchement et d'écoulement, rayonnant dans tous les sens : ainsi les grands fossés seraient établis de 500 en 500 mètres, soit de 1000 en 1000 mètres, et les rigoles de 100 en 100 mètres; on ne peut donner à cet égard de règles fixes, puisqu'avant de se livrer à ce travail il faudrait étudier complétement et partiellement le terrain. Le tracé de ces fossés et rigoles pourrait du reste être combiné avec l'établissement de dérivations, pour prendre l'eau dans le canal de la Campine et la conduire à des distances éloignées, faisant ainsi, lorsqu'il y a possibilité, des ruisseaux artifiels, pour assainir diverses localités et y fournir de l'eau potable.

» En admettant que les dépenses pour ces divers travaux s'élèvent à la même somme que ci-dessus, on maintiendrait donc sur le sol de la Campine, pendant deux ans, 3000 ouvriers. La construction des canaux en cours d'exécution et en projet exigera, d'un autre côté, au moins 2000 ouvriers; ainsi, ce serait donc, 5000 ouvriers et chefs de familles répartis sur les différents-points de la Campine, où l'on suppose qu'il ne serait pas impossible d'en fixer une partie, en facilitant le transport et l'établissement de leurs femmes et de leurs enfants qui, de leur côté, trouveraient bientôt à s'occuper et à gagner leur vie.

» L'achat du terrain aux communes pour l'établissement des zones de plantations ne devra s'élever au maximum qu'à 50 francs; si des communes exigeaient un prix supérieur, il faudrait être sans pitié et les exproprier incontinent. Ce prix d'achat porterait ainsi la dépense par hectare ensemencé de pin sylvestre à 150 francs.

» Le terrain ensemencé est abandonné à lui-même jusqu'à la troisième année; seulement il faut éclaircir les parties où

les plants sont trop serrés, et replanter les parties où le semis
n'a pas levé ; pour ce premier entretien on compte par
hectare 15 00
150 francs à intérêt à 4 p. c. pendant 3 ans 168 70

coût de l'hectare à la fin de la 3me année . . . 183 70
  » A la sixième année on fait un second éclaircissage dont la dépense sera couverte au moins par le
produit des bourrées faites avec les plants enlevés.
Il restera au minimum 15,000 pins par hectare.
fr. 183 70 c. à intérêt à 4 p. c. pendant 3 ans ci . 206 60
coût de l'hectare à la fin de la 6me année.
  » A la 10me année on fait un 3me éclaircissement.
Il faut compter que l'on coupe 5000 plants dont le
1/4 peut valoir la pièce sur les lieux un demi-cen-
time ', les 3/4 restants, plus les branches latéra-   6 25
les du premier quart, donneront 1500 bourrées,
dont la valeur peut être portée à un centime chacune ', soit 12 50

Rapport à la 10me année   18 75

fr. 206 60 c. à intérêt pendant 4 ans, ci . . . 241 70
à déduire la valeur de l'éclaircissage de la 10me année   18 75

reste 221 95
pour le coût de l'hectare à la fin de la 10me année .

' A 10 ans, ce sont de petites perches qui peuvent servir de piquets,
de tuteurs, d'échalas, etc.; sur la place de Liége, ils se vendront au moins
deux centimes.

' Les bourrées peuvent servir à une infinité d'usages, pour brûler; pour
améliorer les passages difficiles des chemins; pour des conduits souterrains
d'assainissement et de desséchement des terres humides; pour faire des
ponts économiques; pour la cuisson des briques, des tuiles; pour former
des abris, soit même, étant brûlés, pour avoir des cendres.

Fr. 221 95 c. à intérêt pendant 5 ans à 4 p. c. . . 270 20

» A 15 ans on fait une coupe de 3000 perches
estimées à trois centimes, soit 90 00
Ces perches se vendent à Liége 10 à 12 centimes
la pièce.

» En soustrayant ce produit, il reste . . . 180 20
pour le coût de l'hectare à la 15ᵐᵉ année.

Fr. 180 20 c. à intérêt à 4 p. c. pendant 5 ans ci 221 40

» A vingt ans on fait une coupe de 3000 perches
qui peuvent être vendues sur place à 20 centimes,
soit 600 fr. à déduire 600 00

Reste en boni . . 378 60

» Ainsi, à vingt ans le capital, avec accumulation
des intérêts composés à 4 p. cent, est remboursé et
il reste un bénéfice net par hectare de fr. 378 60 c.,
plus 4000 perches en croissance, et le sol amélioré.

» A 25 ans on coupe à blanc-étoc la pinière ; on a
4000 perches à fr. 0 75 c., ci 3000 00
fr. 378 60 c. à intérêt pendant 5 ans, ci . . . 460 60

» En ajoutant la valeur du sol considérablement
amélioré et augmenté de valeur à cette époque, on a 500 00

Ensemble . . 3960 00

» Soit en nombre rond 4000 fr., représentant le bénéfice
par hectare, pour une mise de 150 fr. amortie.

» On a admis ici l'exploitation complète des pinières à
25 ans, dans la supposition de la formation d'une caisse d'é-
pargne ou assurance à vie ; mais si l'Etat était seul propriétaire, ou si les personnes qui auraient concouru à l'œuvre que
nous discutons, étaient disposées à ne pas prélever les produits qu'elles pourraient obtenir, on n'exploiterait pas ainsi ;
on laisserait subsister plus longtemps la pinière : à 25 ans
on ferait seulement une coupe de 1000 arbres par éclaircie ;

à 30 ans, une de 500; à 40 ans, une de 500; à 50 ans, une
de 500; les 1500 pins restants pourraient végéter aussi longtemps qu'on le désirerait, puisque, pendant leur croissance,
on aurait la faculté de faire sous leur ombrage des semis et
pépinières de sapins et mélèzes, de même que des taillis et
des futaies d'arbres feuillus, qui alors remplaceraient les pinières, après l'abattage de tous les arbres.

» Les zones de plantations, si favorables au défrichement et
à l'amélioration du sol et du climat de la Campine, seront
donc pour l'Etat une entreprise très-lucrative, en même temps
qu'elles procureront du travail à la classe nécessiteuse; il
posera ainsi un acte efficace pour la destruction du paupérisme.
Après 25 ans, le capital de 2,250,000 fr. engagé serait remboursé et aurait acquis une valeur représentée par la somme
de 60,000,000 de francs.

» Les particuliers pourraient s'associer à cette œuvre, en
souscrivant pour des sommes plus ou moins fortes; et, afin
qu'un chacun pût y contribuer selon ses moyens, on pourrait
même souscrire pour 150 fr. à payer en une année, en douze
termes. Cette souscription donnerait droit à un hectare de pinière ou au bénéfice qu'il procurerait aux époques des coupes;
la seconde année, une souscription pour un hectare serait de
154 fr.; la troisième, de 150 fr., plus les intérêts, plus les
frais, ainsi de suite. Il y a lieu à penser que si la souscription
restait ouverte jusqu'à la dixième année, l'Etat serait rentré
dans ses avances; les 15,000 hectares seraient possédés alors
par les particuliers, grands et petits, qui auraient là un placement d'argent très-profitable.

« Calculons maintenant les produits dans la supposition où la dernière
coupe aurait lieu seulement à 60 ans, et où on laissât accumuler les sommes
provenant des différentes coupes avec leurs intérêts.

» A vingt ans pour une mise amortie
de 150 francs, on a un bénéfice de 378 00

En exploitant les pinières en haute futaie, de manière à faire la dernière coupe seulement lorsque les arbres auraient 60 ans, on obtiendrait les résultats suivants par hectare.

plus 4000 perches, plus le sol.

à 25 ans on coupe 1000 pins à fr. 0 75 c. 750 00

Les 378 fr. à intérêt pendant 5 ans ci, ... 460 00

(On négligera les décimales.)

ensemble, 1,210 00

Ainsi on a à 25 ans, par hectare une somme de 1,210 fr. plus 3,000 perches, plus le sol.

A 30 ans on coupe 500 arbres à 2 fr. 1,000 00

1,210 fr. à intérêt pendant 5 ans ci , ... 1,472 00

valeur produite à 30 ans par hectare, 2,472 00

A 40 ans on coupe 500 arbres, d'une valeur chacun de 5 francs ci , ... 2,500 00

2,472 francs à intérêt 4 p. °/° pendant 10 ans . . . 3,659 00

valeur à 40 ans. 6,159 00

A 50 ans on coupe 500 arbres à 10 fr. ci, ... 5,000 00

6,159 francs à intérêt pendant 10 ans ci , ... 9,116 00

valeur à 50 ans. 14,116 00

A 60 ans, on coupe à blanc-étoc les 1,500 arbres restants, ils valent alors 15 fr. 22,500 00

14,116 fr. à intérêt pendant 10 ans. 20,894 00

43,394 00

Si l'on ajoute à cette somme la valeur de l'hectare de terre qui, après 60 ans, pourra bien être estimé à fr. . 700 00

on a 44,094 00

Soit au nombre rond. 44,000 00

» De sorte, qu'un hectare de pinière représenterait, après 60 ans de croissance, une valeur de 44,000 francs pour une mise de 150 francs amortie ; et, à ce compte, les 15,000 hectares de zones de plantations, si elles étaient entièrement formées de pin sylvestre, représenteraient la somme énorme de 660,000,000 de francs.

» Cependant pour obtenir un résultat aussi brillant on n'a pas exagéré le

» A 20 ans pour une mise de 150 fr. amortie on aurait une somme de 378 60
A 25 ans par la vente de 1000 perches 750 00
A 30 ans » » 500 arbres . . . 1,000 00
A 40 ans » » 500 » . . . 2,500 00
A 50 ans » » 500 » . . . 5,000 00
A 60 ans » » 1500 » . . . 22,500 00

Ainsi à la dernière coupe on perçoit par la vente des arbres 22,500 francs et le sol est de beaucoup amélioré.

» On trouvera peut-être ces évaluations exagérées; il est vrai qu'en comptant sur les prix actuels, ce serait un maximum; mais il faut remarquer que les bois augmentent tous les jours de valeur; que l'on défriche les forêts existantes dans les provinces de Liége, de Namur, etc.; que les sapinières qui se trouvent actuellement en Brabant et en Campine sont converties tous les jours en terres arables; qu'enfin des communications nombreuses existeront dans cette dernière contrée alors qu'il faudra procéder aux coupes, et qu'ainsi les transports seront

nombre de pieds d'arbres par hectare; il est basé sur de nombreuses observations faites dans une quantité de pinières de la Belgique, croissant sur diverses espèces de sols; observations qui s'accordent du reste avec les renseignements fournis par les tables de production des forêts, dressées par des forestiers renommés, et, entre autres, avec ceux recueillis et officiellement publiés par l'Administration forestière du grand duché de Baden. Les prix des pins aux divers âges ont été établis sur leur valeur commerciale actuelle dans diverses localités, et notamment sur la place de Liége, où il se fait une consommation considérable de toute espèce de bois.

Dans les calculs ci-dessus on a négligé de porter en compte les contributions, les frais d'exploitation, parce que ces dépenses sont ordinairement couvertes par le produit qu'on retire des grosses branches, des fagots, des bourrées, des racines, des graines, des cônes etc.

On objectera, peut-être, qu'il n'est pas rationnel de compter comme ci-dessus la valeur des bois, et qu'il ne faut pas supposer qu'on laisserait, sans en jouir, les produits des différentes coupes s'accumuler jusqu'à l'âge de 60 ans. C'est vrai, on a seulement voulu montrer combien les plantations faites en Campine peuvent produire et quel bon placement d'argent elles constituent.

14

faciles et peu coûteux. D'après ces considérations, on se convaincra que les bois sont taxés à leur juste valeur.

» Si l'on voulait, à partir de la 20° année, se constituer un revenu annuel en faisant des coupes annuelles on aurait par hectare : la 1re année ou 20° 378 00
     la 2° » 21° en coupant 200 pins à fr. 0,30. 60 00
     » 3° » 22° » 200 » 0,40. 80 00
     » 4° » 23° » 200 » 0,50. 100 00
     » 5° » 24° » 200 » 0,60. 120 00
     » 6° » 25° » 200 » 0,75. 150 00

» Et ainsi de suite.

» Il est bien entendu qu'on ne conseille pas de procéder ainsi ; mais rien ne s'y opposerait si l'on opérait sur une quantité d'hectares.

» Pour simplifier l'exposition du projet de la création des zones de pinières, et pour montrer ses grands résultats financiers et ses ressources pour diminuer la détresse des Flandres, on a supposé que 15,000 hectares pourraient être cultivés, ensemencés et plantés en une année, quoique l'on sache bien que ce serait, sinon impossible, du moins extrêmement difficile, parce que, pour premier motif, on ne pourrait se procurer la quantité nécessaire de graines ; mais dans tous les cas on peut admettre que rien n'est si facile que de terminer 5000 hectares chaque année, puisque l'on a à sa disposition une quantité d'essences d'arbres : pins sylvestre et maritime, sapins argenté et picéa, melézes, bouleaux, chênes, frênes, érables, chataigniers, robiniers, aulnes, saules, noyers, cerisiers, platanes, etc.; arbres qui croîtront tous dans la Campine, non pas dans le même lieu bien entendu, mais dans des localités différentes ; des sondages nombreux, faits par M. Moerincx et par moi, dans la bruyère campinoise, ne me laissent aucun doute à cet égard.

» Enfin , il ne serait pas nécessaire d'ensemencer la même année tous les terrains labourés ; un hersage suffira même après trois ans de labour pour rendre le sol propre à recevoir les semis. En outre, si la création possible cette année de zones de futaie et taillis ne suffisait pas pour occuper un grand nombre de bras, on a la ressource des chemins à tracer, à former, ainsi que les fossés et les rigoles, dont il a été parlé.

» Dans un autre article on entrera dans de plus grands détails sur la formation des pinières et la plantation d'arbres feuillus. Il suffit d'avoir prouvé aujourd'hui que ce projet est non-seulement possible et lucratif, mais encore indispensable pour le défrichement de la Campine, en même temps qu'il sera un bon placement de fonds pour les particuliers, une ressource pour le pays, et un moyen d'adoucir la triste position des Flandres.

» En ce qui concerne les Ardennes, à quelques modifications près, le même système de travaux est applicable. Le pin sylvestre y croît très-rapidement, et, depuis quelques années qu'on l'y cultive en grand, on a acquis la certitude que c'est un arbre précieux pour le boisement de cette contrée. Le mélèze, cet autre conifère, n'est pas moins avantageux; outre qu'il donne un bois de première qualité et le meilleur de tous les arbres de cette famille, il croît rapidement et réussit mieux en Ardennes qu'en Campine. On conçoit donc que sa culture sera encore plus lucrative dans ce premier pays que celle du pin sylvestre, quoique la création d'une futaie de ce résineux exige plus de soins et de dépenses que pour ce dernier. »

Dans ce projet, présenté en 1846 [1] pour alléger le sort des ouvriers, je propose la création de zones de plantations dans la direction du sud-est au nord-ouest; on pourrait également les diriger du nord au midi, mais alors les grands vents de l'ouest et de l'est passeraient sur le zones perpendiculairement tandis qu'il est préférable qu'ils agissent obliquement.

[1] *Dans le Journal des Propriétaires.*

Néanmoins, je pense qu'il ne faut pas adopter rigoureuse-ment une direction ; il sera, au contraire, convenable que certaines zones convergent en différents sens, et arrivent ainsi à occuper des terrains arides et à abriter des terres arables engrenées dans les massifs de plantations.

Les dunes indiquent la direction des vents régnant en différents points de la Campine; la majeure partie vont sen-siblement vers le nord-est, et elles avancent de plusieurs mètres chaque année.

C'est ainsi que celles de Hechtel empiètent continuelle-ment sur la route de Hasselt à Bois-le-Duc, et qu'il faut à chaque instant enlever le sable qui vient recouvrir cette route. L'État aura donc à la longue à transporter l'énorme cube de sable de ces dunes; il serait bien plus rationnel et bien plus économique de fixer ces sables par des plantations.

Il serait opportun de fixer sur cet objet l'attention de M. le Ministre des travaux publics ; pendant qu'on exécu-terait ce travail, on ferait également une chose très utile en bordant cette route de deux bandes de plantations de sa-pins sur 20 ou 30 mètres de largeur, et de faire disparaî-tre alors les arbres chétifs plantés sur les accotements de cette route. A la faveur de ces bandes de pins, on pourrait plus tard faire une bonne plantation le long de la route, en ayant soin de bien approprier les essences à la nature du sol.

La plus grande partie du plateau qui s'étend de Moll, Beverlo, Houthaelen, Hechtel, Helchteren, etc., vers la Meuse devrait être boisée. De ce massif, interrompu cepen-dant par des terres arables, des vergers etc. partiraient d'autres zones de plantations pour abriter les terrains moins élevés. Enfin les dunes et les parties élevées de la Campine Anversoise seraient aussi recouvertes d'arbres de différentes essences.

Ce serait une magnifique chose que de voir un peuple boiser son sol d'après les données de la science.

Et le nom de l'homme qui aurait réalisé ce vaste projet serait inscrit dans les fastes de l'histoire à côté des plus grands génies.

La Belgique, qui s'est montrée si sage et si intelligente au milieu des tourmentes politiques, devrait compléter son œuvre, en faisant disparaître de son territoire cette tâche triste et déserte, qui accuse ou son impuissance ou sa paresse, alors que ses enfants sont sans pain et sans travail.

Puis elle montrerait son amour et son attachement pour le Roi qu'elle s'est donné, en immortalisant son règne par des conquêtes dans le champ des progrès sociaux. Tant d'autres se sont distingués par le carnage et la destruction.

Je fais donc appel à tous les hommes d'ordre, d'intelligence et de dévouement pour réaliser ce projet de défrichement; il ne faut pour cela que de l'union. La Belgique de 1830 ne peut avoir inscrit sur son drapeau une négation! L'UNION FAIT LA FORCE doit être écrit sur son territoire en des lettres impérissables!

Je ferais surtout appel au Congrès agricole, composé d'une partie de l'élite de la nation : il peut prendre une noble place dans les institutions belges; il peut faire que le premier Congrès agricole de Belgique soit pour les générations futures le signe des grandes conceptions agricoles, et il peut marquer son passage par une œuvre de haut patriotisme.

Il pourrait, du jour au lendemain, faire entrer le défrichement dans la voie nouvelle; il lui suffirait pour cela de proposer au Gouvernement de mettre en action une certaine surface de terrain à boiser, et de prendre dans cette entreprise quelques centaines d'actions.

Chaque action représenterait la valeur d'un hectare de pinière, soit 150 à 200 francs, et elles pourraient être négociées et cotées à la bourse. Le Gouvernement ferait exécuter les travaux, et rendrait compte annuellement de ses opérations et de la situation des plantations.

Pour une modique somme chaque membre du Congrès deviendrait propriétaire d'un ou de plusieurs hectares de bois; son titre de propriété pourrait se transmettre sans enregistrement ou avec enregistrement gratuit pour les actions de la première souscription.

J'ose prédire que si le Congrès prenait l'initiative de cette mesure, on verrait bientôt tous les citoyens aisés s'associer à une œuvre qui doit procurer du travail aux ouvriers, et la paix et le bonheur au pays

Les souscripteurs feraient en même temps une action louable et une bonne affaire d'argent.

VIII.

Après avoir déterminé sur le plan les lignes des plantations, on procèdera au choix des emplacements pour les fermes et les colonies ; on choisira nécessairement les endroits les plus salubres, à portée d'un cours d'eau, des grandes communications, si c'est possible, et autant que faire se peut dans un lieu proche des terrains propres aux terres arables et aux prairies. Les conditions hygiéniques étant les plus importantes à observer, on pourrait même, jusqu'à un certain point, placer en dehors du domaine les habitations, si le domaine était insalubre.

Les habitations devront être orientées au nord et au midi, se trouver sur une certaine élévation, afin d'en éloigner les eaux pluviales, à une faible distance de massifs d'arbres placés vers l'ouest et vers l'est.

En ce qui concerne la distribution intérieure des bâtiments, leur construction et la proportion des diverses parties, ce sont choses fort complexes et qu'il serait oiseux de traiter ici. Il existe d'ailleurs sur cet matière d'excellents ouvrages ; la seule difficulté que l'on aurait à vaincre ce serait de bien coordonner les conditions générales d'un corps de ferme ou d'une colonie avec la localité, l'étendue du domaine et l'importance des diverses cultures.

L'emplacement des habitations étant déterminé, on divisera le sol en lots plus ou moins grands, afin de pouvoir établir une certaine proportion entre la surface des terres arables et celle des prairies : cette proportion sera variable d'après le nombre des bras dont on disposera dans chaque domaine.

La surface des prairies permanentes par rapport à l'étendue du domaine variera encore d'après la nature du sol, et la quantité de fourrages que les assolements permettraient de cultiver. Enfin la position topographique du sol sera encore une considération qui militera pour une plus ou moins grande étendue de terres arables ou de prairies.

Les prairies sont un moyen puissant de fertilisation, et partout en Campine où l'on a pu en former, le défrichement a été facile. Il importe donc de pousser à la formation des prairies; le Gouvernement est entré à cet égard dans une voie intelligente et prospère; aussi doit-on en espérer de très-bons résultats. Cependant les opérations praticoles ont été près d'être compromises, et l'année dernière on désespérait de la réussite des prairies irriguées. On était arrivé là par l'exagération d'un bon principe; en procédant avec plus de circonspection on a obtenu des résultats remarquables.

<h2 style="text-align:center">IX.</h2>

Le sol de la Campine étant partagé comme il vient d'être dit, on procèdera à l'étude des lots séparément pour connaître le genre de culture qui conviendrait le mieux à chacun. On fera ainsi l'historique de chaque lot, de sa valeur agricole et des conditions à remplir pour son exploitation intelligente.

Les parties qui devront être boisées seront examinées

également pour assigner à chaque essence les emplacements les plus favorables à leur développement. Ces emplacements, marqués sur la carte, permettront de former des lots de terrain à boiser, pour telles ou telles essences séparément ou bien pour diverses essences réunies, d'après la nature du sol.

Pour le boisement de ces lots il faudrait faire appel à l'association et tâcher aussi que l'argent placé aux caisses d'épargnes afflue vers ces opérations agricoles si productives.

Par une réforme de l'institution des caisses d'épargnes, on pourrait peut-être se servir des sommes qui y sont déposées pour faire des travaux utiles à la classe ouvrière et augmenter la production du pays. Un économiste français, M. Vidal, a fait sur ce sujet une excellent travail.

Pour provoquer ces associations, le Gouvernement devrait peut-être faire exécuter sous sa direction les travaux de plantation, chose qui lui serait facile, et qui lui permettrait d'occuper avantageusement les employés des travaux publics dont les emplois ont été supprimés il y a quelques temps.

Il est possible encore que des associations en dehors de l'action du Gouvernement se forment et exploitent par elles-mêmes quelques lots.

Enfin, on pourra encore mettre en vente des lots d'une faible surface, afin que quelques propriétaires ou capitalistes puissent en devenir acquéreurs.

Les acquéreurs des lots auraient certes la faculté d'y planter telles essences qu'ils voudraient : on ne pourrait les violenter sous ce rapport.

Si les associations ne peuvent se former, et s'il ne se présentent pas d'acquéreurs, le Gouvernement devrait entrer résolument dans les opérations de défrichement et établir au plus tôt les zones d'arbres feuillus et de conifères dont il est question. La législature ne refusera pas un crédit d'un million pour cet objet; million qui enrichera l'Etat et procurera du travail à plusieurs milliers d'ouvriers.

Ce serait du reste le moyen d'établir des colonies agricoles ; car on ne peut transporter ainsi en Campine des populations sans qu'elles y trouvent un travail assuré ; les travaux de défrichement par la culture arable, praticole et jardinière laissent les populations trop inoccupées et deviennent trop coûteux ; il faut nourrir les populations en attendant les récoltes qui, les premières années, sont insuffisantes et laissent toujours l'entreprise en perte.

X.

Pour arriver à l'établissement de colonies agricoles, de fermes par association, il faut donc créer en Campine des occupations variées pour les colons ou les ouvriers ; il faut les y attirer, les y acclimater, pour ainsi dire, par l'appât d'une vie heureuse, en leur procurant les moyens d'y nourrir leurs familles ; ce qui n'est pas difficile puisque les femmes et les enfants pourront travailler dans les colonies pendant que les hommes seront occupés aux grands travaux publics.

Or, il y a dans la Campine une immense quantité de travaux qui sont indispensables au défrichement.

Il y a d'abord un vaste réseau de chemins à tracer : il faut de grandes voies entre chaque village, des chemins moindres pour relier les nouveaux centres de population, les colonies, les fermes, avec les villages ; des chemins d'exploitation pour la culture des champs, etc.

Puis il est nécessaire d'établir un vaste système hydraulique, consistant en canaux de navigation et d'irrigations, en de nombreux fossés conduisant de l'eau dans toutes les directions, servant à l'écoulement des eaux pluviales, à l'assèchement des terrains marécageux. De la sorte, toute la Campine serait habitable ; on y trouverait partout de l'eau saine ; on remédierait à l'aridité naturelle du sol et en même temps à son excès d'humidité, causes qui la rendent insalubre ; c'est-à-dire

15

qu'on créerait la vie et la richesse, là où il n'y a que maladie et misère.

Il va de soi que ce grand réseau de chemins et ce vaste système hydraulique doivent être combinés avec le plan des zones de plantations, avec la circonscription des lots, afin que toutes les parties soient engrénées pour former un tout grandiose d'harmonie et de simplicité.

Mais il ne suffit pas de tracer des chemins, il faut encore les rendre praticables en toute saison, autrement le but ne serait pas atteint; car dans les chemins fréquentés existants, la circulation est impossible en été. Ce but peut facilement et économiquement être atteint. Il existe sur le grand plateau du sable campinaire, depuis Beverloo jusqu'à la Meuse, un immense dépôt de cailloux de toutes les dimensions, qui peuvent servir à empierrer, en premier lieu, tous les chemins de grande communication et insensiblement ceux de second ordre, et ainsi de suite. Au moyen de ce dépôt de gravier et de cailloux on peut changer de face la Campine, puisqu'on demande partout des communications et qu'on les considère comme la condition première du défrichement.

On a droit de se demander comment il se fait que ces communes n'ont pas utilisé depuis de longues années ces matériaux et conservent des chemins impraticables, alors qu'avec une faible dépense elles peuvent en avoir de bons. Ce fait n'est que la reproduction de ce qui se passe partout; il est rare qu'on sache apprécier ce que l'on a sous la main. Cependant quelques communes ont déjà employé ces cailloux à faire des pavages. Je citerai, entre autres, la commune de Beringen. Ce genre de pavage, fait avec des cailloux choisis, construit et entretenu avec soin, peut recevoir d'utiles applications. Des empierrements avec ces cailloux existent déjà dans la province de Limbourg; au camp on a ainsi fait un excellent chemin et vers la Meuse plusieurs parties de route sont empierrées.

Cela est bel et bien, dira-t-on, mais il faut de l'argent pour exécuter ces travaux; c'est juste, mais il y a moyen de battre monnaie en Campine, et la preuve en est encore à Neerpelt et Overpelt, où la vente des bruyères a produit des sommes très importantes; je sais qu'il ne faut pas compter sur des ventes aussi lucratives, et qu'il pourrait fort bien se faire qu'il ne se présentât plus que de rares amateurs pour l'achat des terrains préparés à l'irrigation. C'est pour cela qu'il ne faut pas se borner à la vente de ces terrains; qu'il importe, au contraire, de faire appel aux capitaux qui pourraient se porter sur les plantations, sur les terres arables, etc. On vendra d'ailleurs plus facilement les terrains pour la création des bois que pour toute autre culture, parce que c'est la chose la plus simple, la plus facile et la plus à portée de tous. On peut avoir pour 150 à 200 francs, y compris le sol, un hectare de terrain boisé; tandis que les frais pour un hectare de prairie peuvent s'élever à 1800 francs. Pour cette même somme on peut avoir 12 hectares de bonnes sapinières.

Les ventes de bruyères préparées à l'irrigation ont été jusqu'à ce jour faites exclusivement au profit des communes; elles perçoivent la valeur de l'hectare de bruyère, plus le supplément que la vente a donné; l'Etat retire purement et simplement le montant des travaux préparatoires. Or, ce système est vicieux, comme l'a très-bien dit l'*Indépendance*, dans un excellent article inséré dans son n° du 10 septembre 1848; et l'Etat a certes droit à une part dans la plus value donnée aux bruyères par les travaux qu'il a fait exécuter. Les sommes qu'il percevrait de ce chef seraient appliquées à exécuter ou à subsidier des travaux de défrichement. On pourrait les faire servir avec avantage à la construction des empierrements et au pavage des chemins.

On devrait aussi obliger les communes à appliquer une grande partie du produit de la vente des bruyères à l'exécution de ces travaux, dans lesquels l'Etat interviendrait pour un quart dans les dépenses. Cet argent serait ainsi appliqué utilement et productivement pour les communes, pour les particuliers et pour les défrichements. Une autre partie serait affectée à l'assainissement des villages [1], à la construction de paratonnerres sur le clocher des églises, à l'acquisition de pompes à incendie, etc.

Plus on examine cette question de défrichement, plus elle s'agrandit et plus on sent le besoin d'organiser cette grande œuvre nationale.

Le cadre de cet écrit ne permet pas de discuter le système de colonies agricoles qu'il faudrait adopter en Campine, ni les différentes mesures à prendre pour la création de nouveaux centres de population; ce sont des sujets très-complexes et qui pour être traités demandent une étude très-approfondie de la matière.

Pourtant, les considérations qui précèdent indiquent, qu'à mon avis, l'association doit en être la base, et que les travailleurs doivent aussi peu que possible être des salariés, proprement dits, mais bien des associés qui néanmoins reçoivent une rétribution proportionnelle à leur concours dans l'entreprise [2].

La création de nouveaux centres de population est un sujet digne des méditations des hommes d'État; si nous pouvions les fonder en Belgique avec toutes les conditions d'une bonne organisation sociale et économique, nous aurions fait un grand pas vers la colonisation extérieure. Il serait donc utile que le Gouvernement fît étudier complétement ce sujet et qu'il pût envoyer des agents en pays étrangers, où il existe des colonies.

Ces nouveaux centres de population seraient incomplets si l'agriculture était le seul but de leur établissement; il faut que

[1] Dans une lettre à M. le Ministre de l'intérieur, j'ai émis sur l'assainissement des villes quelques idées que je crois pouvoir rappeler. Cette lettre est insérée dans la 5ᵉ livraison du *Journal d'Agriculture pratique de la Belgique.*
[2] Voyez sur ce sujet *le Cours d'Économie politique* de M. Rossi.

l'industrie puisse aussi s'y développer et occuper les bras pendant les époques de chaumage des travaux agricoles. Il importe donc d'arrêter à l'avance un plan unitaire pour les construction, afin que les emplacements des fermes, des habitations, des fabriques, etc., se trouvent dans des conditions de salubrité et de travail économique. D'ailleurs les assurances par l'Etat, le crédit agricole, les banques hypothécaires, etc., exigent des conditions de sociabilité sensiblement différentes de celles qui existent. Et, si un jour, on reconnaît qu'il vaut mieux dans l'intérêt moral et matériel de coordonner les forces individuelles, de marcher avec unité de vue, de se prêter enfin un mutuel appui, au lieu de se faire la guerre et de travailler les uns contre les autres, on arrivera nécessairement à l'institution des agences communales et autres améliorations qui, tout en diminuant les causes de déperdition de toute nature, augmenteront encore la production.

De là découle l'accroissement de la richesse publique et la destruction du paupérisme et de l'indigence.

On conçoit que l'organisation des fermes doit être en rapport avec ces grandes institutions, et qu'il y aurait ainsi moyen d'arriver à une division rationnelle du travail, car l'homme ne peut tout faire ; celui qui doit diriger la culture de 300 hectares de terre n'a pas le temps de s'occuper de la comptabilité rurale ; et celui qui ne cultive que quelques hectares, ne tenant aucune comptabilité, ne sait pas tirer parti de tous les produits de son exploitation, et perd un temps infini et fait des dépenses inutiles pour les vendre.

Il existe en Allemagne des fermes de 500 et même de 600 hectares, exploitées par les propriétaires ; à ces fermes sont joints des distillerie, brasserie, moulin, etc. Ces propriétaires comprennent qu'ils ne peuvent faire tout par eux-mêmes, aussi, en

Voyez sur ce sujet le remarquable travail d'un manufacturier de Lyon, M. Coignet, *Projets d'association libre et volontaire et réforme commerciale.*

conservant la haute main dans l'exploitation , ils s'adjoignent des jeunes gens sortant des écoles d'agriculture, pour tenir les livres de comptabilité et pour diriger les travaux. Il y a par fois dans ces exploitations trois ou quatre de ces jeunes gens prenant les titres d'inspecteur , régisseur.

Pour améliorer notre agriculture il ne s'agit pas seulement de mieux cultiver la terre, de lui faire produire plus , il faut encore perfectionner son organisation intérieure, sa comptabilité , rendre plus lucratif et plus facile le placement des produits. C'est enfin à une bonne répartition qu'il faut arriver.

Le projet de colonies agricoles de M. Rieffel , dont il est parlé dans un chapitre précédent , est d'une exécution facile , les idées générales qu'il émet doivent être méditées. Cet agronome est très-compétent en matière de défrichement, de sorte qu'il serait peu raisonnable de repousser un projet , parce qu'en quelques points il sort des idées ordinaires. La création de colonnes mobiles de travailleurs , ou autrement dit, d'une armée de travailleurs , est une invention très-moderne; il lui faudra ainsi quelque temps pour se faire accepter par les esprits rebelles aux innovations , mais quand des esprits aussi éclairés que M. Rieffel et d'autres hommes remarquables de la France les préconisent , il faut qu'elles aient de l'avenir.

Je ne dois pas oublier de mentionner, en terminant ce chapitre , les idées émises par un officier d'artillerie de notre armée, M. A. de F..., dans un opuscule publié à Gand en août 1847, sur l'établissement d'un système de fermes industrielles , que l'auteur présente comme remède au paupérisme. Ces fermes sont en effet dans les conditions d'un travail intelligemment organisé. Ce projet a été assez bien accueilli , *mais* on l'a trouvé trop grandiose et se rapprochant un peu trop de l'utopie.

Pourquoi l'intelligence nous est-elle donnée ?

Je crois en outre remplir un devoir en rappelant les efforts que font plusieurs journaux de Bruxelles pour arriver à des améliorations pacifiques dans la société. Je citerai surtout l'*indépendance* et *l'organisation sociale*. J'ai lu dans ce dernier différents articles très-bien pensés, et notamment, sur la création de nouveaux centres de population. Il importe peu de connaître les idées politiques de ces journaux ; je prends les idées pratiques, et je laisse le reste de côté.

La révolution du 24 février a fait comprendre que le salut de la Société est dans l'agriculture, que jusqu'aujourd'hui on avait fort négligée en France. En Belgique on a toujours mieux compris les principes d'une bonne organisation sociale, et l'agriculture a toujours été protégée. Cependant, ce n'est que depuis très-peu de temps qu'on s'en occupe sérieusement : le Ministère actuel s'étant soustrait aux luttes politiques marche à grands pas dans la voie nouvelle. L'agriculture est devenue l'objet des préoccupations du Ministre de l'intérieur.

Espérons donc que par le concours de tous les bons citoyens il pourra réaliser de grandes choses, et que les siècles futurs pourront dire : « La Belgique de 1830 avait inscrit sur son drapeau, l'Union fait la force; elle a compris et pratiqué sa devise, et elle est restée resplendissante d'intelligence, de paix et de richesse au milieu des agitations révolutionnaires de tous les peuples.

COMPLÉMENTS.

I.

Vergers.

Une chose sur laquelle il est important d'insister, c'est la création en Campine de vergers. Chaque ferme, chaque colonie, doit en avoir sur son territoire quelques hectares.

Ces vergers forment transition entre les plantations forestières et les prairies irriguées ; ils servent d'abris et donnent de l'herbe sur des terrains qui, autrement cultivés, seraient arides ; ils fournissent en été aux bestiaux un bon pâturage, où ils sont à l'abri de la chaleur du soleil, ils donnent aussi du foin et du regain de bonne qualité. Avec les prairies irriguées il faut nécessairement nourrir le bétail par la stabulation ; ce système a des avantages, mais on ne doit l'appliquer rigoureusement que lorsque la nécessité y oblige. La nourriture au pâturage est plus économique et plus favorable à la santé des animaux. Il faut donc combiner ces deux systèmes. Par cette combinaison on peut se livrer avec succès à l'élève et à l'engraissement du bétail, à la fabrication du beurre et des fromages.

Au surplus, il est impossible de faire partout des prairies irriguées ; ainsi sur le grand plateau, par exemple, il n'y a pas moyen de conduire de l'eau ; il faut former là des pâturages et des prairies à foin en vergers.

En outre, les arbres fruitiers de ces vergers sont d'un grand rapport, si les plantations sont bien établies et si on a eu soin de varier les espèces ; de manière à ce que la floraison n'ait pas lieu en même temps ; alors si les gelées tardives atteignent une espèce, il arrive très souvent que les autres ont pu fleurir et nouer leurs fruits.

On peut planter sur un hectare de verger de 200 à 500 arbres, en intercalant les arbres qui restent petits, entre ceux qui acquièrent plus de développement. Ainsi on placerait les pruniers, les cerisiers, entre les pommiers, les poiriers ; ces premiers ne vivent guère aussi longtemps que les seconds, de sorte qu'on les enlève à l'époque où il est nécessaire de donner à ceux-ci plus d'espace.

Un hectare de verger en plein rapport peut donner, année moyenne, un revenu net de quatre à cinq cents francs, presque sans peine.

Le verger doit être protégé des grands vents d'ouest ; à cet effet on plante sur la lisière des châtaigniers et des noyers qui sont encore des arbres d'un grand produit. Le premier est d'autant plus précieux que ses variétés à gros fruits peuvent très bien prospérer en Campine [1].

Ces fruits se vendraient très bien en Belgique, où il se fait une grande consommation de marrons exotiques; le châtaignier est recommandable comme arbre à fruit, comme arbre forestier, ou comme arbre de taillis.

Le noyer est plus productif encore; les fruits de cet arbre trouvent partout un placement avantageux, et, à défaut, on peut les convertir en huile qui, bien traitée, est bonne à manger, outre qu'elle est recherchée pour la peinture par ses propriétés siccatives. Un beau noyer peut donner jusqu'à trois hectolitres de noix qui se vendent de 7 à 8 francs chacun. Un hectolitre de noix en coques donne moyennement 30 kilogrammes d'amandes bien épluchées, qui rendent de 16 à 17 kilogrammes d'huile; substance assez rare dans le commerce et d'un prix élevé. Le marc sert encore à engraisser les porcs; et le bois de noyer acquiert tous les jours plus de valeur.

Cet arbre offre donc de très grands avantages à ceux qui savent le cultiver, et donne des produits supérieurs à toute autre culture.

Les châtaigniers et les noyers peuvent servir à utiliser bien des terrains en Campine, et, comme ils croissent très bien en massifs, on peut les intercaler dans les zones de plantations, en des situations où le sol n'est pas trop aride.

Le Gouvernement devrait sacrifier quelques milliers de francs pour obtenir la création de ces vergers et provoquer la plantation de tous ces arbres.

Tous les fruits qui ne trouveraient pas un placement convenable subiraient sur les lieux différentes préparations; avec les pommes on pourrait faire du vinaigre, du ci-

---

[1] *Voyez, livraison de juillet 1848 des Annales de la Société royale d'agriculture et de botanique de Gand.*

dre, du sirop ; avec les poires du poiré, du sirop ; avec les noix de l'huile ; les prunes, les cerises seraient séchées ; ce qui constituerait une quantité d'industries et d'occupations pour les colonies agricoles.

Les vergers devront être protégés vers l'est et le nord-est par des arbres de haute futaie.

Les haies entourant ces vergers doivent varier en hauteur suivant le nombre d'arbres qu'ils contiennnet : s'il y a beaucoup d'arbres il faut faire les haies du côté du midi très basses ; si, au contraire, il y a peu d'arbres, les haies doivent être très hautes ; et il faut les composer de frênes, d'ormes, de tilleuls, d'érables, de robiniers et autre arbres, dont les feuilles récoltées et séchées sont une excellente nourriture pour les chevaux, les bœufs et les vaches.

Des expériences ont constaté que les feuilles de frêne, melées à d'autres fourrages, ont une influence favorable sur la quantité et la qualité de lait des vaches, et donnent au beurre une plus belle couleur et un goût plus agréable. On fait usage de ces feuilles en beaucoup de localités en Europe; pour la Belgique on peut citer le pays de Herve.

Au moyen de haies hautes et épaisses, composées de taillis et d'arbres de haute futaie, on peut former en Campine de bonnes prairies pour le pâturage des bestiaux ; au moyen d'engrais et en alternant le pâturage avec le fauchage on peut obtenir sans irrigations d'excellentes prairies. Les feuilles de ces arbres seront encore une grande ressource pour la nourriture des animaux, soit qu'on les donne en été en vert, soit en hiver étant séchées. On met aussi ces feuilles dans des tonneaux, des fosses bétonnées, où, étant bien pressées et recouvertes de sable, elles conservent leur fraîcheur.

Il serait utile de faire connaître aux cultivateurs campinois tous ces procédés, et, ce qui serait mieux, prêcher d'exemple.

Les propriétaires des prairies irriguées à Overpelt ont

planté au pied de chaque marchite des aulnes. Je crois ces plantations nuisibles : déjà les marchites sont généralement trop humides, et il est ainsi nécessaire que l'air et le soleil puissent agir sur leur surface ; d'ailleurs, ces plantations sont de cette manière trop rapprochées. Il est utile d'abriter les prairies, mais non pas de les priver des influences bienfaisantes de l'air et de la chaleur. Au surplus, outre le mal qu'elles font, ces plantations ne rapporteront presque rien ; si l'on avait planté des frênes au lieu d'aulnes, on aurait eu dans les feuilles une faible compensation.

De cette observation on comprend comment il arrive souvent en agriculture que des opérations qui sont bonnes tournent mal ; on dit alors qu'elles sont mauvaises, tandis qu'il n'y a de mauvais que les procédes de l'homme : beaucoup de travaux de défrichement ont eu ce résultat.

II.

Prairies irriguées.

C'est à Neerpelt et Overpelt, que sont situées les bruyères converties en prairies au moyen de l'irrigation. Les travaux que l'on y a exécutés sont très instructifs, et les personnes qui se donneront la peine de bien étudier ce qui y a été fait, acquerront une connaissance complète des procédés de défrichement par irrigation les plus convenables; par l'irrigation on y a fait d'un côté de bonnes prairies, et de l'autre des marécages.

Les premiers travaux pour la transformation des bruyères en prairies ont été dirigés par MM. les ingénieurs attachés à la canalisation de la Campine. Huit hectares de terrain furent préparés, en automne 1845, à recevoir l'irrigation. Je visitai ces prairies en juin et en octobre 1846. A ces époques elles auraient pu, si l'on avait mieux travaillé, présenter quelqu'espérance ; cependant, je prévoyais ce qui devait en arriver : les opérations agricoles avaient été mal faites, quoique les travaux d'art fussent irréprochables; je fis donc des observations aux propriétaires et leur annonçai un échec; ils n'en tinrent aucun compte et continuèrent la même marche; ce qui les conduisit dans les marécages au lieu de prairies.

Cet échec faillit compromettre l'entreprise, et l'année dernière la confiance dans le système des irrigations était excessivement affaiblie; aujourd'hui elle est revenue et l'on crie victoire, avec raison.

Cependant les choses sont les mêmes pour les personnes versées dans les études agricoles. L'année dernière on avait un échec, parce qu'on avait mal opéré ; cette année on a un résultat remarquable, on a de belles prairies, parce qu'on a mieux travaillé. La possibilité de créer des prairies en Campine au moyen de l'irrigation n'a jamais pu être mise en doute par des personnes un peu agronomes ; puisque, d'ailleurs,

il y a des prairies le long de tous les cours d'eau de cette
contrée. On conçoit que la réussite n'est qu'une question
d'argent, et partant de temps. Si l'on va chercher les gazons des prairies longeant la Meuse, établies sur un limon
d'une fécondité remarquable, qu'on vienne les placer sur la
bruyère convenablement labourée et travaillée, sur un sol
meuble et perméable, qu'on répande sur la surface de ce gazonnement cinquante mètres cubes de limon de la Meuse et
de terre de jardin de Maestricht, et qu'alors on arrose au
moyen d'une eau tiède et aérée ce gazonnage, il faudrait
être bien incrédule pour ne pas espérer un magnifique résultat de semblables opérations. Si, ailleurs, on fait des
planches ou marchites dans une bruyère humide, qu'on ne la-
boure pas le sol, qu'on enlève le gazon de bruyères des
parties inférieures des marchites et qu'on les place sur les
parties supérieures, qu'on ne donne aucun engrais, ou
qu'on l'emploie mal, qu'on arrose aussi bien en temps de
pluie qu'en temps de soleil, que les rigoles soient toujours
remplies d'eau, que le terrain soit continuellement détrempé.
Oh! alors, le simple bon sens dit que l'on ne peut réussir
à faire des prairies. Entre le premier procédé et le second,
il y a tout un abîme. Il y a une série de travaux qui donnent la mesure des résultats à obtenir selon que l'on aura
opéré plus ou moins d'après l'un ou l'autre système.

Les Campinois n'ont pas voulu croire à la réussite de ce
dernier système; cela se conçoit, mais ils admettent la
possibilité de créer des prairies par le premier procédé; ils
reconnaissent même qu'il y a moyen de faire des prairies
autrement encore, et la preuve c'est qu'ils en ont fait. Le
transport des gazons des rives de la Meuse sur le sable campinaire n'est pas, à proprement parler, un défrichement; c'est
une œuvre grandiose et tout à fait en dehors des moyens
des cultivateurs ordinaires.

Cependant ces belles prairies, ainsi formées, pourraient

bien péricliter, si l'on ne procède avec intelligence et précaution; la terre composant le gazon pourrait fort bien disparaître si l'on fait des arrosages trop copieux; et les herbes du gazon pourraient bien rester chétives et périr si l'on ne maintient la fertilité du sol par des engrais, si l'on ne compte que sur la vertu fertilisatrice de l'eau du canal.

La terre de ces gazons est un limon très fin composé d'argile, de carbonate de chaux, de silice, d'oxide de fer et de matières organiques. Il contient beaucoup de substances solubles. Par les irrigations les matières les plus ternes de ce limon ont été entraînées sur les parties de terrain qui n'étaient pas recouvertes par les gazons de la Meuse, et ont ainsi communiqué au sable une certaine fertilité, qui a permis aux bandes de gazons de s'étendre sur ces parties; cette fertilité a encore été augmentée par une couche de cinq millimètres de hauteur de terre limoneuse de la Meuse et de terre de jardin, qui a été déposée sur toute la surface des marchites gazonnées.

Cette terre de jardin contenait 14 p. % de matière organique, une notable quantité de charbon de terre très menu, du carbonate de chaux et un peu de potasse, de la silice et de l'oxide de fer.

Ces prairies sont composées de graminées et surtout du trèfle blanc (trifolium repens); elles forment ainsi un bon pâturage, sur lequel on a déjà placé des moutons. Pour transformer des prairies irriguées en pâturage il faut employer les irrigations avec beaucoup de prudence, n'y recourir que lorsque le sol ne contient plus assez d'humidité; autrement les animaux s'y enfonceraient, déformeraient les marchites et pourraient même gagner des maladies. On ne peut donc arroser ces pâturages que par infiltration, et très rarement par déversement. A surplus, il y a une très grande différence entre un pâturage et une prairie irriguée : le premier doit être composé de plantes diverses formant un gazon très serré et très enraciné; la seconde est destinée à produire de l'herbe à faucher, à former du foin et doit être composée principalement de graminées : c'est effectivement aux graminées que l'irrigation est plus favorable; le petit trèfle blanc, par exemple, ne forme pas du foin, à moins qu'il ne soit sur un sol très fertile.

Comme le constate le rapport, inséré au Moniteur le 5 août, on a eu recours à Overpelt à différents systèmes pour former des prairies, outre les deux, dont il vient d'être parlé. Il est même des acquéreurs qui « résolurent d'abandonner à l'influence atmosphérique jusqu'au printemps suivant les marchites qu'ils avaient formées, d'exécuter alors les ensemencements, puis les irrigations sans emploi d'engrais ou d'amendement. » Il est probable que par ces procédés il faudra bien du temps avant qu'un bon gazon recouvre le sol. L'état de choses actuel (16 septembre) ne donne d'ailleurs que peu d'espoir.

« Les agronomes, dit l'*Indépendance*, n° du 10 septembre, s'apercevront, à la lecture du rapport de M. Kummer qu'il a été commis plusieurs fautes capitales dans cette partie des travaux dont cet habile ingénieur rend compte. On a effectivement oublié d'appliquer un précepte essentiel en matière de défrichement : c'est d'ouvrir le sol à l'influence bienfaisante de l'atmosphère avant l'hiver, et de ne procéder aux semailles qu'après l'avoir bien défoncé et ameubli, soit par un double labour, soit au moyen de la bêche, ce qui est préférable quand la main d'œuvre est à bon marché, comme dans la plupart de nos communes rurales.

» Nous devons croire, en voyant commettre des fautes pareilles et d'autres méprises, que l'art de former des prairies qui, en Allemagne et dans d'autres pays, est poussé à un si haut degré de perfection, n'est encore que très imparfaitement connu en Belgique. S'il en était autrement, des hommes qui ont dû s'entourer des conseils des personnes le plus compétentes en cette

---

¹ L'influence de l'atmosphère ne s'est fait sentir que sur la surface des marchites.   P.-J. M.

matière, n'auraient pas hésité sur une foule de détails d'exécution qui ont
été déterminés avec une exactitude, pour ainsi dire mathématique, par les
irrigateurs allemands et italiens. La longueur et la largeur des planches,
leur pente, la quantité et la nature des graines à employer pour l'ensemencement, les façons à donner au sol, etc.; tout cela a été indiqué avec la plus
grande précision, d'après les données de l'expérience, pour chaque espèce
de terrain. Les Allemands n'ont laissé aucune de ces questions indécises;
ils ont poussé à cet égard ce que nous pourrions nommer la minutie de leurs
instructions si loin qu'il existe chez eux une foule d'ouvrages qui se composent d'une série de tableaux en relief, destinés à enseigner aux cultivateurs
les moins lettrés l'art de former des prairies d'après les différentes dispositions des terrains sur lesquelles ils peuvent avoir à opérer. Il serait bien à
désirer que quelques-uns des meilleurs ouvrages, publiés en ce genre de
l'autre côté du Rhin, fussent mis à la portée de nos défricheurs. Il n'est pas
douteux que ceux-ci ne trouvassent à y puiser d'utiles leçons, et qu'on arri-
vât ainsi, en Campine notamment, à faire mieux en dépensant moins d'argent. »

Le désir, exprimé par l'*Indépendance*, sera probablement
réalisé, puisqu'un arrêté royal vient de décréter la formation
de bibliothèques rurales en français et en flamand. Ces ouvrages pourront ainsi être répandus en Belgique. Cependant,
il existe de nombreux traités sur les irrigations et la formation
des prairies, qui permettent d'étudier cette matière à fond. Plusieurs bons ouvrages d'agriculture anglais et allemands, traitant des prairies, sont traduits en français, et il a paru en
France de très bonnes publications sur la praticulture. On
trouve, au surplus, dans le *Cours d'agriculture* de M. le comte
de Gasparin, plusieurs chapitres sur ce sujet. Il est vrai que la
matière est disséminée en trop de volumes, ou est traitée
trop longuement; de sorte qu'il serait utile de condenser
la pratique et la théorie praticole dans un seul volume.

L'art de former des prairies n'est pas inconnu en Belgique;
pour s'en convaincre, il suffit de se rendre dans les Flandres,
dans le pays de Herve ou même en Campine, à Baelen,

par exemple. Si lors de la création des prairies de Neerpelt on a commis des erreurs et négligé des opérations importantes, c'est qu'on a trop compté sur l'eau : on a exagéré l'influence de l'irrigation. Il est très probable que maintenant on comprendra mieux la part qu'il faut faire à chacun des éléments qui doivent concourir à la formation des prairies, car l'on « a remarqué que là où le remblai ou le défoncement n'était pas parvenu à 0^m, 60 environ, la germination était beaucoup plus lente que partout ailleurs où ce chiffre avait été dépassé. » On doit encore avoir reconnu que généralement l'on irriguait trop, que lorsqu'il pleut il ne faut pas irriguer, et que là où l'irrigation a été modérée les marchites sont beaucoup mieux enherbées.

L'eau du canal servant aux irrigations est fortement chargée de principes calcaires; dans les rigoles d'alimentation, d'écoulement et dans celles des marchites elle laisse des croûtes de carbonate tant sur le sol que sur les plantes mêmes. On voit des feuilles des plantes croissant dans ces rigoles recouvertes de croûtes de 1/10 de millimètre d'épaisseur, il en est même de plus épaisses. Sur les terrains où l'on a fait un usage exagéré de l'irrigation, il s'est formé à la surface des marchites des croûtes de carbonate de chaux, qui ferment les pores de la terre, et s'opposent ainsi aux influences atmosphériques sur le sol et sur les racines des plantes. On conçoit, par là, que sur ces marchites il y ait peu ou point de végétation, surtout si l'on n'a fait usage d'aucun engrais; au contraire, sur les marchites arrosées rarement et qui ont été amendées, la végétation est très belle et présente des résultats remarquables.

J'avais d'abord pensé que c'était la chaux répandue sur le sol qui s'était délayée et avait été transportée par l'eau dans les rigoles, mais comme ces croûtes se trouvent également dans les rigoles supérieures et inférieures, ce fait n'était pas admissible; d'un autre côté j'avais pensé que l'on avait

17

mis de la chaux dans les rigoles, qui, s'étant transformée
en lait de chaux, avait été entraînée par les eaux d'irrigation, et déposée ainsi sur le sol et sur les feuilles avec
lesquels elle avait été longtemps en contact. L'affirmation
contraire d'une quantité de personnes, consultées sur les
lieux, a établi que ce sédiment ne provenait que de l'eau du
canal. Dans quelques rigoles les croûtes déposées sur les
feuilles sont tellement épaisses que l'on a peine à croire
que ce soit seulement la chaux de l'eau qui les a formées.
Quelques-unes de ces rigoles présentent l'aspect de celles où,
à Liége, coulent les eaux des houillères.

Je ne sais si l'eau du canal est constamment chargée de la
même quantité de carbonate de chaux; il faudrait s'assurer
de ce fait et faire à des époques différentes des analyses. L'eau
que j'ai puisée à Neerpelt tenait en solution beaucoup de
principes calcaires. Les carbonates alcalins ou l'oxalate d'ammoniaque provoquait un précipité abondant; le nitrate d'argent formait également un précipité, ce qui annonçait la présence de chlorure.

De ces observations, recueillies sur les lieux à Overpelt à
plusieurs reprises et dernièrement encore (le 16 sept. 1848),
il résulte que les eaux du canal peuvent être utiles ou nuisibles à la végétation, selon qu'on en aura usé ou abusé;
et selon que le sol contiendra de l'humus, ou sera formé
de sable pur; pour que cette eau produise un bon effet il
faut qu'il y ait dans le sol des matières pouvant dégager de
l'acide carbonique.

Les carbonates en solution dans l'eau se précipitent en
perdant à l'air une partie de leur acide carbonique, ce qui
est la cause de la formation des croûtes; il faut donc chercher à conserver au carbonate sa solubilité.

Pour former les prairies de Neerpelt et d'Overpelt on n'a
tenu aucun compte de ces faits, on n'a recherché ni la qualité
des eaux, ni la quantité indispensable pour l'irrigation d'un

hectare ; on a procédé à l'aventure et par tâtonnements ; et, dès lors, il n'est pas étonnant que l'on ait des prairies très bonnes et d'autres très mauvaises. Malgré les erreurs commises on a néanmoins obtenu des résultats très remarquables ; ce qui prouve la bonté du principe.

Il est manifeste que l'on peut créer en Campine, avec le secours de l'irrigation, de très bonnes prairies ; cela ne doit pas faire question. En répétant sur tous les tons que les cultivateurs campinois ne veulent pas, ou ne voulaient pas croire que l'on pût former des prairies de cette manière, on amène le doute dans les esprits timorés et qui ont confiance dans la routine de ces cultivateurs, « lesquels ont de l'expérience. » Il faut, au contraire, affirmer positivement que l'on peut créer des prairies très aisément là où l'on a de l'eau, que les preuves existent partout en Campine, et que même on en obtient de très belles sur le plateau, sans arrosages.

Les observations qui précèdent doivent démontrer que la possibilité de créer en Campine de bons pâturages et de bonnes prairies à foin ne peut être mise en doute ; au contraire, elles prouvent encore que l'eau, amenée de la Meuse par le canal, est éminemment propre à l'irrigation, mais qu'il faut en user avec ménagement. J'insiste surtout sur ce point, car il serait malheureux de voir péricliter les belles prairies formées par M. Clermont et Cᵉ, et même celles appartenant aux ingénieurs, qui, quoique de beaucoup inférieures, donnent cependant de grandes espérances.

Quant aux premiers huit hectares de prairies formés en automne de 1845, ils ne laissent aucun espoir, il faut de toute nécessité labourer le sol, et l'assécher, au lieu de continuer à l'irriguer.

On s'est livré sur ces huit hectares de terrain à différents essais pour reconnaître les meilleurs engrais et amendements. Voici d'après des notes recueillies en 1846 sur les lieux, comment on y a procédé :

Sur quelques marchites on a enfoui un mélange de fumier de cheval et de chaux.

Ce mélange est très-mauvais; la chaux a dû faire dégager les gaz ammoniacaux du fumier.

On a fumé le terrain avec du fumier de cheval.

Ce fumier n'a pu produire un grand effet dans un terrain continuellement humide; pour laisser agir ce fumier il eût fallu modérer l'irrigation.

Pour d'autres plans inclinés on a employé de la chaux.

Cette chaux a été répandue à la surface du sol, tandis qu'elle eut dû être enfouie; elle a été délayée par les eaux d'irrigation et a formé des croûtes sur le sol, de plusieurs millimètres d'épaisseur.

Les cendres de Hollande ont également été répandues sur la surface des marchites, puis l'on a irrigué.

L'irrigation a dû entraîner ces cendres contenant des principes très-solubles; elles n'ont donc pu produire un effet quelconque.

On a également fait usage d'un mélange de chaux caustique et de cendre de Hollande.

Le noir animalisé a été employé comme la chaux et les cendres, c'est-à-dire placé à la surface du sol; il a été entraîné par les irrigations.

Enfin l'on a fait usage d'un mélange de chaux et de noir animalisé.

De ces expériences l'on a conclu que de tous ces engrais et amendements il n'y a que le fumier de cheval qui soit bon.

Les agronomes n'adopteront pas cette conclusion.

Les opérations pour la transformation en prairies des bruyères qui ont été vendues en 1846 à Overpelt sont décrites dans un rapport inséré dans le Moniteur du 3 août 1848. Ce rapport, assez détaillé, mérite d'être lu et médité, et je ne puis que conseiller aux personnes qui s'intéressent à l'œuvre du défrichement de bien l'étudier et de se rendre ensuite sur les lieux.

Je rapporte une partie de ce mémoire pour faire connaître les différents procédés employés pour cette transformation.

Je présenterais ensuite quelques observations sur ces procédés et sur les conclusions du rapport.

... « Quant à nous, nous avons obtenu le premier gazon, d'une manière complète en grande partie, au 1er décembre 1846, par les méthodes suivantes :

1° Sur une surface de 83 hectares, en faisant usage d'engrais ou d'amendements et en considérant l'irrigation comme élément secondaire, mais indispensable ;

2° Sur une surface de 10 hectares, en considérant l'engrais comme élément secondaire et l'irrigation comme élément principal ;

3° Sur une autre surface de 50 hectares, en ne faisant usage que de l'eau comme stimulant et en n'employant ni amendement ni engrais.

» Le premier moyen est certes le plus promptement efficace ; mis en usage par les acquéreurs, MM. Clermont et Chenaye, de Maestricht, ils ont formé le premier gazon de leurs prairies en moins d'une année.

» Si la dépense de première exécution a été plus considérable, ainsi que nous le verrons ci-après, le résultat obtenu a, de son côté, été proportionnellement productif.

» L'engrais animal faisant défaut en Campine, comme dans les localités avoisinantes, cet engrais s'employant en général sur les lieux mêmes de production et n'étant pas un objet de commerce, la société Clermont, pour remplacer ce stimulant, indispensable cependant à la création de 83 hectares de prairies, dans un temps aussi rapproché que celui qu'elle s'était imposé et dont la durée ne devant pas dépasser une année, eut d'abord le projet d'avoir recours à l'emploi d'engrais artificiels ; mais ensuite elle se décida à employer les terres et les gazons, extraits aux environs de Maestricht, dans la vallée de la Meuse, et provenant du creusement du canal latéral.

» Ces terres et gazons ont été transportés par bateaux à une distance de 12 à 13 lieues jusqu'à Overpelt, puis par charrettes et brouettes jusqu'à pied d'œuvre, à une distance moyenne du canal de 500 mètres environ. Les terres ont été disposées en recouvrement des marchites préparées, sur 7 millimètres d'épaisseur moyenne, puis ensemencées. Les gazons ont été plantés soit par lignes parallèles, distantes entre elles de 0^{m}40, soit en les séparant les uns des autres du double de leur largeur en tout sens.

» La germination des graminées ne s'est pas fait attendre ; puis elle a été immédiatement activée au moyen d'une irrigation par infiltration ; l'irrigation par déversement a été employée sur les gazons transplantés et a accéléré le développement du chevelu des racines.

» Ce gazonnement était assez consistant au mois d'août pour servir de pâturage à 200 moutons.

» Au mois de novembre suivant, la verdure des 83 hectares dont il vient d'être fait mention, était encore aussi belle, aussi fraîche, que celle des plus belles prairies de la vallée de la Meuse.

» L'exemple donné par MM. Clermont et comp., très-bon à suivre sans nul doute, n'a pu être mis en usage par les autres acquéreurs, dont les moyens financiers ne permettaient pas d'exécuter une transformation aussi subite des bruyères dont ils étaient propriétaires.

» Les acquéreurs de Coninck, Van Brien et Simonis, résolurent d'abandonner à l'influence atmosphérique jusqu'au printemps suivant les marchites qu'ils avaient formées ; d'exécuter alors les ensemencements, puis les irrigations sans emploi d'engrais ou d'amendement.

» L'ingénieur Houbotte et moi, acquéreurs d'une surface de 37 hectares de bruyères, nous résolûmes, pour les transformer en prairies, de soumettre à la sanction de l'expérience divers essais, appartenant à la deuxième et troisième méthode dont il a été question ci-dessus, et qui consistent à considérer l'eau, utilisée d'abord par infiltration, puis par déversement, comme le stimulant principal, destiné à activer la végétation et à former le premier gazon, sinon immédiatement, du moins à une époque plus ou moins rapprochée.

» L'ensemencement des graminées a généralement été effectué de la manière suivante : Nous avons employé par hectare 30 kilog. de graminées de première qualité, dont 8 kilog. ivraie d'Italie (raygras), 17 kilog. graines des rives de la Dendre, 1 kilog. 50 trèfle blanc, 3 kilog. 50 queue de mouton.

» *A.* Le premier stimulant fertilisateur, employé accessoirement à l'irrigation sur une surface de 20 hectares environ, a été un compost, fait de chaux et de gazons de bruyère, au moyen de couches horizontales, alternées de 0^{m}30 de hauteur de gazons et 0^{m}05 de chaux vive. La chaux vive a été éteinte en place, puis les diverses couches devaient être travaillées jusqu'à mélange intime. 25 mètres cubes de cet amendement par hectare ont été répandus sur la surface des marchites, 15 jours avant leur ensemencement.

B. Sur d'autres parties, l'amendement a consisté, par hectare, en 50 mètres cubes de gazons de bruyère hachés, qui avaient été placés en dépôt, lors de l'exécution des terrassements.

C. Sur une surface de deux hectares, on a fait usage, pour amendement, de fumier de cheval mélangé avec le gazon de bruyère. C'est là tout l'engrais que nous avons pu nous procurer sur les lieux, encore a-t-il fallu avoir recours au fumier des quatre chevaux appartenant à la brigade de la gendarmerie d'Overpelt.

D. Sur une surface de deux hectares, nous avons fait usage d'un moyen assez utilisé en Campine : il a consisté à transplanter du gazon extrait des bords des chemins et ruisseaux voisins. Les gazons avaient 10 centimètres environ de côté, ils ont été plantés en les séparant en tout sens, du double de leur largeur.

» *E.* D'autres parties de bruyères préparées en marchites, dégarnies de tout gazon ou partie végétale, ne présentant à la surface que le sable de bruyère, ont aussi été ensemencées et soumises à la seule influence fertilisante de l'eau.

» *F.* Enfin sur une partie de chacune des surfaces soumise aux essais ci-dessus mentionnés, il a été fait usage de cendre de tourbe de Hollande, à raison de 20 hectolitres par hectare.

...» Nous avons reconnu, de la manière la plus évidente, que l'emploi de la chaux était, dans les circonstances où nous nous trouvions, parfaitement inutile; que son emploi, ainsi que nous y avons procédé, a été nuisible, notamment dans les parties qui n'avaient pas été suffisamment défoncées et où l'action atmosphérique exerçait le moins d'influence pour activer la germination.

» En effet, nos composts n'avaient pas été faits assez longtemps d'avance, il n'y avait pas intimité suffisante entre les parties constituantes. La chaux, étant mal éteinte, devait évidemment produire un résultat nuisible, ainsi que, du reste, nous avons pu le constater, résultat nuisible que l'action des irrigations n'a pu surmonter qu'à la longue.

» Les rares parties de composts, dont le mélange était suffisamment intime, n'ont pas eu un résultat assez satisfaisant pour compenser la dépense effectuée ; à notre avis, l'usage de la chaux ou des composts ne peut être conseillé.

» Le système B, qui a consisté à faire usage, à la surface des marchites, de gazons de bruyère placés en dépôt pendant l'exécution des terrassements, et qui a coûté, par hectare, la somme de 63 francs, donnait un résultat satisfaisant sur toutes les parties indistinctement où il avait été employé, soit environ sur 2 hectares.

» Le système C, où il a été fait emploi d'engrais animal, pour une valeur de 40 francs l'hectare, avait produit, le 25 novembre 1847, des résultats aussi avantageux que ceux obtenus par la société Clermont de Maestricht.

» Les résultats obtenus par le moyen D, mis en usage sur une surface de deux hectares, sur laquelle s'est faite une transplantation de gazons extraits des bords des chemins et ruisseaux voisins, ont été satisfaisants d'abord, mais ne se sont pas soutenus, et nous devons conseiller de ne point revenir à ce système, auquel, du reste, nous renonçons pour notre part.

» Dans les parties élevées, le seul ensemencement sur une surface remblayée de sable pur, assisté de l'irrigation par infiltration, a donné des résultats satisfaisants. Il n'en a pas été de même dans les parties plus basses. C'est, du reste, un système auquel il faudra cependant avoir recours sur les points dépourvus de gazons de bruyère et où l'épaisseur de ces gazons n'est que fort minime, en ayant soin, toutefois, de défoncer suffisamment le sol.

» L'usage de cendre de tourbe de Hollande, dont on fait un emploi général en Campine, pour la création des prairies par irrigation, peut, à notre avis, être supprimé. Les résultats que nous avons obtenus par l'emploi de cet amendement ne répondent pas à la dépense qu'il a occasionnée.

» Nous ne pouvons oublier de mentionner que les résultats que nous avons signalés et qui appartiennent aux divers systèmes mis en usage par nous ont été d'autant plus marquants, que le sol se trouvait composé de terres remblayées, ou avait été fortement défoncé. Nous avons remarqué que là où le remblai ou le défoncement n'étaient pas parvenus à 0m 60 environ, la germination était beaucoup plus lente que partout ailleurs où ce chiffre avait été dépassé.

» ... » L'hectare de prairie créé par la société Clermont de Maestricht, qui a fait usage d'amendements et a considéré l'irrigation comme élément secondaire mais indispensable, a coûté. . . . . fr. 1,700

2° Système *A*, l'irrigation considérée comme élément principal, avec emploi de compost formé de chaux et gazons de bruyère,   fr.   823 00

3° Système *B*, avec emploi accessoire de 50 mètres cubes de gazons de bruyère,   796 00

4° Système *C*, avec emploi accessoire d'engrais animal et cendre de tourbe,   905 00

5° Système *D*, avec transplantation de gazons et cendre de tourbe,   853 00

6° Système *E*, l'irrigation ayant été employée comme seul élément fertilisant sans le secours d'aucun autre stimulant,   734 00

... « Il résulte en général de ce qui précède :

» 1° Qu'en faisant usage d'engrais et en considérant l'irrigation comme accessoire, mais accessoire indispensable, on peut transformer le sol aride des bruyères en fertiles prairies, dans le courant d'une année, tout en faisant une opération financière fort avantageuse ;

» 2° Que l'irrigation est en tout cas indispensable ; car elle seule garantit une végétation active contre l'action destructive des sécheresses et peut produire plusieurs coupes de foins, d'autant plus abondantes, lorsque deux éléments de fertilité, l'eau et la chaleur, auront pu exercer simultanément leur influence bienfaisante ;

» 3° Que dès que le premier gazon est formé, l'irrigation devient le seul stimulant nécessaire pour le maintenir en parfait état de production, notamment s'il est fait usage des eaux de la Meuse, qui non-seulement procurent l'humidité bienfaisante, nécessaire à la végétation ; mais qui possèdent encore à un degré plus ou moins prononcé, des qualités fécondantes spéciales, dues, en grande partie, au sédiment qu'elles charrient et qu'elles conservent encore à des distances considérables des points où elles ont été détournées de leur cours naturel ;

» 4° Que si la spéculation seule peut entreprendre, sur une surface considérable, et dans le laps de temps très-restreint d'une année, la transformation de bruyères en prairies, au moyen d'engrais comme premier et principal élément, et de l'irrigation comme élément secondaire, mais indispensable, néanmoins le fermier et le petit propriétaire qui ne possèdent que des ressources bornées peuvent avoir recours à ce moyen, mais en procédant sur des surfaces moins étendues ; ce qui arrivera du reste le plus souvent lorsqu'ils n'auront en vue que l'amélioration de leur culture ou un défrichement successif ;

» 5° Que si même l'irrigation était destinée à demeurer l'élément accessoire, et l'engrais l'élément principal pour créer le premier gazon des prairies, alors encore, il y aurait avantage, pour le petit propriétaire et pour le fermier de la Campine, d'avoir recours à ce dernier moyen ;

» Effectivement, il suffirait, pour créer le premier gazon d'une surface quelconque de prairies irrigables, de faire emploi, *une seule fois*, de l'engrais dont il doit être fait usage chaque année pour entretenir une même surface de prairies non irrigables.

» Ces dernières prairies pourraient ainsi être transformées en bonnes terres de labour, avec beaucoup moins d'engrais qu'il n'en faut pour les maintenir à l'état de pré. Elles se trouveraient très-avantageusement remplacées par les prairies irrigables, dont le gazon, une fois formé, n'aurait besoin d'aucun autre stimulant que de l'eau pour produire plusieurs coupes de foin : d'autre part la récolte serait toujours certaine, tandis que celle des prairies sèches est soumise à des influences atmosphériques, aussi fâcheuses du reste que fréquentes.

» 6° Que si le petit cultivateur de la Campine trouve de l'avantage à acheter les foins des prairies irrigables avec 10 p. c. d'augmentation pour frais de vente, et laisse au propriétaire 12 ou 7 p. c. des sommes qu'il a dépensées, on peut en déduire que cette dépense est bien loin d'être exagérée, que la création de prairies irrigables est à la portée des petits cultivateurs de la Campine et qu'il y aurait avantage pour eux d'entreprendre de semblables opérations dans les limites de leurs ressources, qui ne devraient en tout cas pas être considérables, en présence des facilités de payement que les communes sont disposées à donner aux acquéreurs.

» 7° Qu'à mon avis, le jour n'est pas éloigné où les petits cultivateurs des localités où des bruyères auront été préparées à l'irrigation, comprendront assez leurs intérêts pour créer des prairies irrigables et transformer leurs prairies sèches en bonnes terres arables, en y utilisant les engrais qu'ils consacrent à ces dernières prairies.

» 8° Que si les moyens dont il a été fait usage par la société Clermont, pour créer les 85 hectares de prairies dont il a été question ci-dessus, n'étaient pas à la portée des cultivateurs de la Campine, ce que nous nions, il n'en demeure pas moins évident et incontestable, que la création de ces prairies, avantageuse aux acquéreurs comme opération financière, exercera en même temps une influence marquante et salutaire sur l'amélioration et l'extension de la culture, dans la localité où elle a eu lieu.

» 9° Qu'il n'est pas indispensable, pour obtenir des résultats très-satisfaisants et transformer dans un laps de temps très-restreint, des bruyères en bonnes prairies irrigables, d'avoir recours au moyen employé par la société Clermont; qu'une des méthodes employées par nous et beaucoup moins dispendieuse, celle qui a consisté à considérer l'irrigation comme élément principal, et l'engrais animal comme élément secondaire, quoique indispensable, peut très-convenablement remplacer et notamment avec une dépense première beaucoup moins considérable, celle dont a fait usage la société Clermont.

» 10° Qu'il est possible de se dispenser de l'addition d'engrais, si l'on veut ou si l'on peut étendre le laps de temps endéans lequel la prairie irrigable doit être créée.

» 11° Qu'il ressort de l'expérience acquise par les diverses méthodes dont il a été fait usage pour créer le premier gazon des prairies irrigables, que deux systèmes sont également bons pour atteindre ce but.

» Le premier, celui dont le résultat est le plus prompt et le moins chanceux, consiste à considérer l'irrigation comme principal élément fertilisant et l'engrais animal comme accessoire indispensable, mais dans les limites admises par nous.

» Le deuxième, celui dont le résultat est plus lent et ne peut être obtenu qu'après la quatrième année, consiste à faire usage de l'eau comme seul élément de fertilité.

» 12° Enfin que l'usage de la chaux, même employée avec plus de discernement que nous ne l'avons fait, et celui des cendres de tourbe de Hollande, ne sont pas indispensables pour créer des prairies irrigables, et qu'en tout cas le produit qui en serait le résultat ne serait pas proportionnel à la dépense que l'emploi de ces amendements occasionnerait.

» La transformation si subite de 145 hectares de bruyères en prairies a frappé d'étonnement les cultivateurs comme les personnes les plus influentes de la Campine. Les résultats obtenus ont produit d'autant plus d'effet qu'ils étaient moins attendus; les moins crédules se sont ralliés au système des irrigations, intimement convaincus aujourd'hui, qu'avec leur puissance, la fertilisation de la Campine devait être considérée comme une question complétement résolue. »

Ces conclusions méritent un examen ; il est d'autant plus nécessaire de les discuter que quelques points sont erronnés. Etant entièrement impartial dans mes critiques et n'adoptant pas comme oracle, tout ce qui est écrit dans ce rapport, mes observations auront nécessairement un cachet de vérité qu'elles n'auraient pas eu si je me fus montré un admirateur-exagéré des travaux d'irrigations exécutés en Campine.

1° Ce point est bien près de la vérité ; cependant il faut se garder d'exagérer et ne pas vouloir obtenir sur le sable de la Campine, ce que l'on n'obtient que difficilement sur des terrains fertiles. La première année on peut recouvrir le sol avec du trèfle, mais il faut autre chose que du trèfle dans les prairies ; il faut aussi des graminées qui exigent plus de temps pour bien occuper le sol. D'ailleurs le trèfle rouge disparaît dans les prairies irriguées pour faire place au trèfle blanc. Une bonne prairie à faucher doit contenir les 3/4 au moins de graminées.

En procédant convenablement, et en irrigant avec intelligence, on peut, la seconde année, avoir une bonne prairie qui donnera un intérêt suffisant de l'argent dépensé.

Créer des prairies à renfort de travaux et de dépenses n'est pas à proprement parler un défrichement ; la question d'économie doit être prise en considération, et il vaut mieux avoir en deux ou trois ans deux hectares de prairies pour la même somme qu'un seul au bout d'une année.

2° L'irrigation est indispensable, mais on doit en user avec ménagement ; ainsi qu'il est prouvé ci-dessus.

3° Ce point est assurément exagéré, et il importe de ne pas laisser accréditer cette assertion que « l'irrigation devient le seul stimulant nécessaire pour maintenir le gazon en parfait état de production » dès qu'il est formé.

On peut accorder à l'eau du canal des qualités beaucoup plus fertilisantes encore que celles qu'elle possède, et cette proposition ne sera pas encore vraie. L'eau du canal est très-limpide à Overpelt, et elle ne contient de sédiment appréciable que de la chaux, qui, en perdant une partie de son acide carbonique, se précipite et encroûte le sol et les plantes.

Il est très-probable qu'en formant dans le canal un courant, les eaux de la Meuse en arrivant plus rapidemeut pourraient encore contenir de l'argile et quelques matières organiques. Il serait très-important d'obtenir ce résultat, parce que alors le carbonate de chaux de l'eau ne formerait plus de croûtes et il acquerrait, au contraire, des propriétés très-fertilisantes : l'irrigation pourrait être plus copieuse.

Vouloir se passer d'engrais, et faire « plusieurs coupes de foin annuellement » c'est vouloir l'impossible. Dans tous les pays où l'on emploie l'irrigation on fume abondamment les prairies, et « dans certaines localités, en Lombardie, dit Burger, les prés sont fumés tous les ans; dans d'autres seulement tous les deux ans : dans ce but on conduit le fumier sur les prés pendant l'été, on le dispose en tas oblongs, il y fermente, s'y décompose de telle sorte, que, lorsqu'on le répand sur les prés, il se divise avec une extrême facilité. Le plus souvent le fumier qu'on emploie à cet usage est le fumier d'étable; mais on se sert également de toute substance fertilisante, telle que du purin, des tourteaux de colza, de la suie, des composts, des cendres pures ou lessivées et des décombres. J'ai vu employer ces derniers en grande abondance dans la province de Lodi. On en fait usage en les mêlant à de la terre. » En outre ces prés ne sont pas continuellement fauchés : on les fait encore pâturer.

« L'eau est, sans nulle doute, dit M. H. Pellault, un puissant agent de fertilisation; mais, pour cela seul qu'elle développe une végétation considérable, il est nécessaire, indispensable, que les plantes trouvent dans le sol des aliments solides. Il est vrai que l'expérience prouve que de l'eau et du sable suffisent pour produire des végétaux, mais aussi la raison fait comprendre qu'une telle végétation ne saurait être que pauvre et décolorée. »

» La succession rapide de récoltes que l'on exige des terres arrosées indique que l'on doit peu compter sur les seuls matériaux nutritifs qu'elles possèdent, et que ce n'est que par une succession continuelle de nouveaux engrais que l'on peut en espérer des produits, à moins que l'irrigation n'ait lieu au moyen d'eaux chargées de principes fécondants qui équivalent à des engrais [1].

» *Celui qui aurait découvert le moyen de doubler, ou de tripler, la puissance productive du sol, seulement avec de l'eau, aurait trouvé la poule aux œufs d'or;* car l'eau des rivières et des ruisseaux est si abondante, ou, pour mieux dire, on la laisse se perdre, partout, en quantités si notables, qu'en présence d'un tel avantage, l'émulation des cultivateurs, *aidée du levier puissant de l'association*, eût été assez vivement stimulée pour ne laisser aujourd'hui que peu de chose à faire en matière d'arrosage.

» Mais il n'en est pas tout à fait ainsi, et l'on ne doit pas laisser ignorer aux personnes encore inexpérimentées dans cette voie, que, sauf les exceptions examinées plus loin, *l'irrigation consomme beaucoup d'engrais.* Cette obligation est, ainsi que celle des curages, une des charges de cette industrie, une cause de réduction dans les produits nets qu'elle peut donner, enfin une limite à son extension parmi les petits cultivateurs; car, indépendamment des redevances à payer annuellement, pour l'achat ou la location de l'eau, il faut encore avoir, par devers soi, un premier capital, pour subvenir, en quantité suffisante, à la fourniture préalable des engrais, qui sont à la fois, je le répète, la matière première la plus coûteuse et la condition *sine quâ non* du succès des arrosages. C'est pour cela que, même avec de l'eau disponible, n'arrose pas qui veut. S'il est des localités dans lesquelles les populations agricoles

[1] Comte de Gasparin, *Cours d'agriculture.*

manquent à la fois d'aisance et de crédit, alors l'arrosage est difficilement à leur portée; pour qu'il se réalise, il faut nécessairement que des étrangers viennent exploiter pour elles.

» Rien n'est plus facile que de concevoir comment l'irrigation proprement dite consomme beaucoup d'engrais; comment elle est nécessairement épuisante pour le sol; en effet, elle agit ainsi, pour cela, de deux manières différentes : d'abord parce qu'elle provoque une production de matière végétale infiniment plus considérable que celle qui aurait lieu sans son influence ; en second lieu, parce que, à l'aide des pentes qui sont ordinairement nécessaires pour une bonne pratique des arrosages, l'eau délaye le sol, qu'elle dépouillerait de son humus lors même que la végétation ne produirait pas aussi le même effet. Sans se rendre compte théoriquement de ce qui se passe sous ce rapport, tout le monde concevra sans peine que *ce n'est pas avec de l'eau claire que l'on peut procurer à la terre ce qu'il lui faut pour subvenir à l'énorme production* qui se constate dans les cas les plus remarquables de l'arrosage ; par exemple, sur les marchites des environs de Lodi, où l'on est parvenu à nourrir 50 vaches avec le seul produit de 15 à 16 hectares.

» C'est donc véritablement par la faculté qu'elle a d'agir surtout sur les engrais, de dissoudre et de transmettre aux racines des plantes les parties solubles disséminées dans le sol que l'irrigation, naturelle ou artificielle, agit sur la végétation d'une manière si puissante.

» Ainsi ce n'est véritablement qu'avec le concours simultané de l'eau et des engrais que l'on peut prétendre aux bons et grands résultats obtenus par ce moyen. Partout où, avec des dépenses modérées, l'on pourra disposer de ces deux choses, il n'y aura plus de mauvais sols. Le gravier le plus aride, l'argile le plus infertile, ou tout autre terrain réputé rebelle à la culture, y sera soumis immédiatement, avec profit, par l'emploi de ces deux agents, si précieux pour l'art agricole [1]. »

C'est donc une grave erreur de ne compter que sur la puissance de l'eau seule pour obtenir de bonnes prairies; c'est donc s'exposer à des mécomptes fâcheux, qui peuvent compromettre la cause que l'on préconise. L'exagération est surtout pernicieuse en agriculture.

4° Il est certain que l'on peut former des prairies sur une petite surface de bruyère comme sur une grande étendue; seulement les dépenses seront ou plus ou moins élevées par hectare, selon qu'on aura travaillé sur une petite ou sur une grande surface. Les petits propriétaires au lieu de s'isoler dans un petit coin de terre devraient s'associer, et faire les travaux en commun, en répartissant les dépenses proportionnellement à l'importance du lot de chacun.

5° Il est effectivement préférable de faire des prairies susceptibles d'être irriguées que des prairies sèches; mais c'est une erreur de croire que « ces dernières prairies pourraient être transformées en bonnes terres de labour, avec beaucoup moins d'engrais qu'il n'en faut pour les maintenir à l'état de pré. » C'est encore tomber dans l'exagératien que de dire « qu'il suffirait, pour créer le premier gazon d'une surface quelconque de prairies irrigables, de faire emploi *une seule fois* de l'engrais dont il doit être fait usage chaque année pour entretenir une même surface de prairies non irrigables. » Enfin c'est continuer la même exagération en avançant, « que les prairies irrigables, dont le gazon une fois formé, n'aurait besoin d'aucun autre stimulant *que de l'eau pour produire plusieurs coupes de foin.* »

Les citations ci-dessus démontrent l'exagération de ces principes. A moins que l'on n'ait comme certaines *marchites* de Milan, les égouts de la ville pour arrosage, on se tromperait

---

[1] Nadault de Buffon, *Traité théorique et pratique des irrigations*, t. II.

fort si l'on croyait obtenir d'abondantes récoltes sans engrais. On applique chaque année aux marchites une quantité de fumier dosant 115 kilogr. d'azote, ou 28,750 kilogr. de fumier d'étable dosant 0,40 p. 100 d'azote [1].

La transformation des prairies en terres arables, et réciproquement, est une pratique très-bonne et que l'on peut étendre aussi bien aux prairies sèches qu'aux prairies irriguées; sur ces dernières d'ailleurs ou pourrait faire usage de l'irrigation pour la culture de certains fourrages et même des céréales; et surtout pour le froment.

Cette pratique serait d'autant meilleure qu'il se dépose et se conserve dans le tissu des gazons des prairies un terreau riche en azote, qui, une fois parvenu à son maximum, reste dans un état à peu près stationnaire, jusqu'à ce que l'on défriche la prairie. Mais tant que le pré dure, cette portion d'engrais reste latente, et l'on n'obtient de récolte de foin qu'à l'aide de quantités supplémentaires d'engrais qu'on y ajoute [2].

De sorte que par le défrichement des prairies on utilise au profit d'autres cultures l'engrais qui y est accumulé, et qui, sans cette opération, est perdu pour la production. En Lombardie il n'existe presque plus de prairies permanentes; les terrains arrosés produisent alternativement de l'herbe et des grains. Ces terrains reçoivent le nom de prés de rotation. (*prati a vicenda*). « Chaque jour, on demeure convaincu, dit Burger, qu'il y a plus de profit à faire servir, pendant quelques années, à la production des grains le sol enrichi pas l'arrosement, les fumures et les détritus des plantes qu'à le conserver indéfiniment en herbages. »

6° Il est certain que le petit cultivateur de la Campine trouvera de l'avantage à créer des prairies, mais isolé il ne fera rien qui vaille; il faudrait les engager à s'associer.

[1] Comte de Gasparin, *Cours d'agriculture*, t. IV.
[2] *Ibid.*, t. I.

7° Au lieu de transformer toutes les prairies sèches en terres arables et n'avoir recours qu'aux prairies irriguées, je
pense qu'il faudrait agir moins exclusivement, et transformer
quelques-unes de ces premières en vergers, qui sont bien plus
productifs que les prairies irriguées et que les terres arables.

8° Les procédés employés par la société Clermont ne peuvent être considérés que comme un cas exceptionnel; il est
peu d'individus qui voudront dépenser 1700 francs pour transformer un hectare de bruyère en prairie. Cependant, il est
possible qu'on pourrait organiser un service pour le transport
à prix réduit des gazons et du limon de la Meuse; ce limon serait un amendement précieux pour les prairies irriguées et
autres. Les propriétaires de ces prairies et des terrains vendus
dernièrement et de ceux qui seront vendus prochainement,
pourraient s'associer et mettre en adjudication la fourniture
et le transport de ces gazons et de ce limon.

9° Comme le système adopté par la société Clermont n'est
pas susceptible d'une application générale, à cause des difficultés qu'il présente et des dépenses qu'il exige, il faut nécessairement avoir recours à d'autres procédés plus à portée de
tous et moins coûteux; et MM. les ingénieurs ont obtenu de
très-beaux résultats avec une dépense première de moitié
environ. Mais une idée que l'on ne peut trop combattre pour
les fatales conséquences que son application peut avoir, c'est
de considérer l'engrais comme peu utile et dire:

10° « Qu'il est possible de se dispenser de l'addition d'engrais, si l'on veut ou si l'on peut étendre le laps de temps endéans lequel la prairie irrigable doit être créée. » Et que cette
prairie étant créée il est inutile de la fumer pour obtenir
annuellement plusieurs coupes de foin.

11° Il est impossible d'admettre en entier les conclusions
énoncées.

12° Il serait inutile de discuter ici sur l'emploi de la chaux
pour la culture du sol et surtout pour les défrichements. On

trouvera dans tous les Traités d'agriculture la preuve que la chaux est indispensable dans tous les sols; qu'il est nécessaire de fournir le principe calcaire à ceux qui ne le possèdent pas; que son influence dans les défrichements est très-grande surtout lorsque le sol contient un terreau acide. Enfin M. J. Rieffel, qui fait autorité en matière de défrichement, préconise vivement l'emploi de la chaux [1].

Il serait donc oiseux d'entrer dans de longues dissertations sur ce sujet; il sera admis par toutes les personnes qui ont étudié l'emploi rationnel des engrais et amendements, et qui ont examiné le sol de la Campine, que la chaux y est indispensable.

La manière dont la chaux a été employée à Neerpelt et Overpelt est tellement vicieuse que les conclusions énoncées dans ces 12 articles ne peuvent être admises.

La chaux a été jetée sur les plans inclinés à l'état caustique ou à l'état de mortier, et en telle quantité qu'une terre très-argileuse aurait pu seulement ne pas en ressentir des effets pernicieux; d'ailleurs cette chaux forme sur le sol en certains endroits des croûtes de plusieurs millimètres d'épaisseur, et l'on trouve des morceaux de mortier, provenant des composts depuis la grosseur d'un pois jusqu'à celle d'un gros œuf de poule.

La chaux devait nécessairement être enfouie dans le sol; et avant d'irriguer il fallait lui donner le temps d'agir sur le gazon de bruyère, sur le terreau acide.

Certes la chaux employée comme à Overpelt « n'est pas indispensable pour créer des prairies irrigables; » au contraire, elle est nuisible et très nuisible; et la preuve c'est que là où l'on en a fait usage de cette manière il n'y a pas de végétation.

Mais, de là à un emploi rationnel de la chaux il y a tout

[1] Voyez, *Agriculture de l'Ouest de la France.*

un abîme. Comment se fait-il que le limon de la Meuse ait produit un effet si salutaire sur le sable campinois ? Ne serait-ce pas un peu par la chaux qu'il contient aussi bien que par les autres matières ? La terre de jardin de Maestricht contenait de la chaux. Si la chaux n'a pas une action salutaire sur les terrains défrichés pourquoi l'eau du canal est-elle un si « grand élément de fertilité ? » Elle ne contient en matières terreuses appréciables que des principes calcaires.

Les marchites où l'on a employé la chaux doivent nécessairement être labourées ou hersées énergiquement pour briser et enfouir toutes les croûtes formées à leur surface et les morceaux de mortier qui les recouvrent.

Les expériences faites à Neerpelt pour reconnaître l'utilité de la chaux n'ont donc aucune valeur, et, au lieu de pouvoir en conclure que cette matière est nuisible, il faudrait, au contraire, dire qu'elle est indispensable; car il est étonnant qu'elle n'ait pas agi d'une manière plus défavorable sur le sol. Ce résultat est constaté dans le rapport ; « résultat nuisible que l'action des irrigations n'a pu surmonter qu'à la longue ; » mais les irrigations devaient augmenter les résultats nuisibles.

On ne peut non plus admettre que les cendres de tourbe ne soient pas d'un emploi avantageux ; depuis longtemps leur efficacité a été constatée dans tous les pays, aussi bien pour les prairies permanentes que pour celles temporaires. Il serait inexplicable qu'une matière qui renferme des sels alcalins ne produise aucun effet favorable sur des terrains qui ne contiennent, pour ainsi dire, pas un atome de ces substances indispensables à la végétation. Les cendres que l'on a employées ont probablement été répandues à la surface des marchites, où elles ont été enlevées par les irrigations. S'il était nécessaire, et si ce point pouvait être mis en question, il serait facile de rapporter ce qu'ont dit de l'emploi des cendres plus de cent agronomes, depuis les sommités de la science jusqu'à ses plus humbles serviteurs.

En ce qui me concerne, je refuserai toujours de croire que la chaux ne soit pas utile, ou soit nuisible pour les défrichements de la Campine et que les cendres de Hollande soient sans effet sur les prairies.

L'eau du canal a des propriétés très fertilisantes, son abondance en chlorure et en carbonate de chaux lui donne une grande valeur pour l'arrosage, mais par cela même il faut l'employer avec ménagement et ne pas la prodiguer outre mesure. Elle ne peut agir seule, il lui faut le secours des engrais et des amendements. Les terrains de Neerpelt et d'Overpelt qui ont été irriguées copieusement depuis deux ans ne sont couverts, pour ainsi dire, d'aucune végétation, tandis que ceux qui ont été amendés et fumés produisent de la bonne herbe.

Il résulte des observations que je viens de présenter que les opérations de défrichement sont loin d'être bien connues et qu'on a procédé jusqu'aujourd'hui par tâtonnements.

Mais il en est sorti un fait irrécusable, c'est que, malgré cette marche peu sûre, on a obtenu des résultats remarquables. On doit de la reconnaissance aux personnes qui sont entrées les premières dans la voie des irrigations régulières. Si donc je me suis livré à l'examen des opérations praticoles faites en Campine et si je n'ai pas tout approuvé, c'est qu'il me paraît que l'œuvre du défrichement doit être en dehors de toute considération de personnes; qu'il faut discuter les faits sérieusement et ne pas se laisser influencer par des affections, ou par des motifs quelconques personnels; on doit se placer sur le terrain neutre de la science et marcher précedé de ses enseignements.

En procédant avec cette impartialité, l'on doit être à l'abri d'accusations quelconques, et si l'esprit de dénigrement parvient à incriminer des critiques loyales, scientifiques, il faut désespérer de la libre discussion. Applaudir à tous les actes posés, ne peut être mon lot; j'examine dans le fond de ma conscience et je dis ma pensée dans un intérêt social.

Je ne sais si le travail que je dédie au premier Congrès agricole de Belgique, est à la hauteur de cette assemblée; c'est du moins un travail consciencieux et dont la pensée est toute patriotique.

20 septembre.

FIN.

ERRATA :

Ce travail ayant été imprimé très-rapidement pour pouvoir être offert au Congrès agricole le jour de son ouverture, quelques fautes d'impression ont été oubliées par le correcteur. En voici quelques-unes :

Page 13 il est écrit : des végétaux verts; au lieu de : des végétaux toujours verts.

Page 15, quasiutopie ; lisez : quasi utopie.

Page 19, l'herica ; lisez : l'erica.

Page 41, d'autant obligé; lisez : d'autant plus obligé.

Page 54, système d'émergement; lisez : système de démergement.

Page 82, des forêts sur la surface; lisez : des forêts sur leur surface.

Page 83, en amène forcément; lisez : en amènent forcément.

Page 94, mamifères; lisez : mammifères.

Page 112, ne se présentent pas; lisez : ne se présente pas.

Page 117, chaumage; lisez : chomage.

Page 125, détrempé. Oh!; lisez : détrempé; oh !

Page 126, les matières les plus ternes; lisez : les plus tenues.

Page 145, dernier paragraphe : le premier membre de la phrase est au singulier et le second au pluriel ; les deux doivent être au pluriel

Etc., etc.